Adam Brochert

Chirurgie von Fall zu Fall

Chirurgie
von Fall zu Fall

Adam Brochert, MD
Abteilung für Radiologie
Medical College of Georgia
Memorial Health University Medical Center
Savannah, Georgia

Übersetzt und bearbeitet von
Camilla Regler

1. Auflage

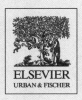

Urban & Fischer
München · Jena

Zuschriften und Kritik an:
Elsevier GmbH, Urban & Fischer Verlag, z. Hd. Andrea Wintermayr, Karlstraße 45, 80333 München

Titel der Originalausgabe:
Adam Brochert, MD, **Platinum Vignettes®: Surgery & Trauma,**
First edition. ISBN 1-56053-535-0
© 2003, Hanley & Belfus, Inc.

Wichtiger Hinweis für den Benutzer

Die Erkenntnisse in der Medizin unterliegen laufendem Wandel durch Forschung und klinische Erfahrungen. Herausgeber und Autoren dieses Werkes haben große Sorgfalt darauf verwendet, dass die in diesem Werk gemachten therapeutischen Angaben (insbesondere hinsichtlich Indikation, Dosierung und unerwünschter Wirkungen) dem derzeitigen Wissensstand entsprechen. Das entbindet den Nutzer dieses Werkes aber nicht von der Verpflichtung, anhand der Beipackzettel zu verschreibender Präparate zu überprüfen, ob die dort gemachten Angaben von denen in diesem Buch abweichen und seine Verordnung in eigener Verantwortung zu treffen.

Wie allgemein üblich wurden Warenzeichen bzw. Namen (z.B. bei Pharmapräparaten) nicht besonders gekennzeichnet.

Bibliografische Information Der Deutschen Bibliothek

Die Deutsche Bibliothek verzeichnet diese Publikation in der Deutschen Nationalbibliografie; detaillierte bibliografische Daten sind im Internet über http://dnb.ddb.de abrufbar.

Alle Rechte vorbehalten
1. Auflage 2005
© Elsevier GmbH, München
Der Urban & Fischer Verlag ist ein Imprint der Elsevier GmbH.

Für Copyright in Bezug auf das verwendete Bildmaterial siehe Abbildungsnachweis.

Das Werk einschließlich aller seiner Teile ist urheberrechtlich geschützt. Jede Verwertung außerhalb der engen Grenzen des Urheberrechtsgesetzes ist ohne Zustimmung des Verlages unzulässig und strafbar. Das gilt insbesondere für Vervielfältigungen, Übersetzungen, Mikroverfilmungen und die Einspeicherung und Verarbeitung in elektronischen Systemen.

Planung: Dr. Dorothea Hennessen
Lektorat: Andrea Wintermayr
Redaktion: Bernhard Kaess, Florian Vilsmaier, Andrea Wintermayr
Herstellung: Peter Sutterlitte
Satz: Kösel, Krugzell
Druck und Bindung: LegoPrint, Lavis (TN)
Umschlaggestaltung: SpieszDesign, Neu-Ulm

ISBN 3-437-43971-5

Aktuelle Informationen finden Sie im Internet unter www.elsevier.de/medizinstudium

Gebrauchsanweisung

Mehr und mehr stellen Prüfer Fallgeschichten oder Patientenvorstellungen in den Mittelpunkt der Prüfung. Für Sie als Prüfling lohnt es sich daher auf jeden Fall, diese Art von Fragen zu üben.

Die „Von-Fall-zu-Fall"-Reihe ist genau dafür geschrieben worden:
- Sie erhalten einen Überblick darüber, was die Prüfer wissen wollen, und was man darauf am besten antwortet,
- Sie trainieren, wie Sie bei Anamnese und Untersuchung vorgehen und
- Sie können vor der Prüfung noch einmal alles Wichtige in kürzester Zeit wiederholen.

In jedem Buch der Reihe begegnen Ihnen 50 Patienten mit den unterschiedlichsten Erkrankungen. Jeder Patientenfall wird auf zwei, manchmal auch auf drei Seiten besprochen. Auf der ersten (der **rechten**) Seite stellt sich Ihnen der Patient mit seinen Beschwerden vor, die in der Anamnese geschildert werden. Anschließend erfahren Sie, welche Untersuchungen durchgeführt worden sind, welche Befunde sich dabei ergeben haben und welche Laborwerte gemessen wurden. Wenn Sie EKGs, Röntgenbilder o. Ä. beurteilen müssen, finden Sie dazu eine Abbildung. Manchmal werden Ihnen am Ende der Patientenvorstellung Fragen gestellt, anhand derer Sie das Thema erschließen sollen.

Jetzt wissen Sie genügend, um die Diagnose stellen und das Krankheitsbild erläutern zu können! Verderben Sie sich aber nicht den Spaß und **blättern Sie nicht gleich um,** um die Auflösung zu lesen, sondern lösen Sie den Fall selbst!

Wenn Sie Ihre Diagnose gestellt haben, finden Sie die Auflösung oben auf der zweiten (der **linken**) Seite. Auf der zweiten Seite finden Sie alle wichtigen Fakten zum Krankheitsbild bzw. zum behandelten Thema. Damit Sie Ihr Wissen strukturieren und in der Prüfung richtig vortragen können, sind die Fakten in jedem Fall ganz streng gegliedert nach Pathophysiologie, Diagnose und Therapie und Zusatzwissen, das wir „Gut zu wissen" genannt haben. Wichtige Begriffe sind fett markiert, diese müssen Sie parat haben.

Mit diesen Fällen lernen Sie anhand von Patientenvorstellungen die wichtigsten Krankheitsbilder (neu) kennen. Wenn Ihnen beim Durcharbeiten der Fälle noch Unbekanntes begegnet oder wenn Sie das Gefühl haben, dass Ihnen etwas nicht mehr geläufig ist, dann schlagen Sie auf alle Fälle im Lehrbuch nach, um sich das Hintergrundwissen anzueignen. Fett markierte Begriffe sind immer nur dann hilfreich, wenn man auch weiß, was sich dahinter verbirgt.

Im Inhaltsverzeichnis am Ende des Buches sind die Fälle der Diagnose nach aufgeführt. Wenn Sie Ihre Fälle gelöst haben, können Sie damit gezielt nach Krankheiten suchen, die Sie gerne noch einmal wiederholen möchten.

Viel Glück in den Prüfungen!

Abkürzungsverzeichnis

A.	Arteria	Cl	Chlorid
ACTH	adrenocorticotropes Hormon	COPD	chronic obstructive pulmonary disease
ADH	antidiuretisches Hormon, Adiuretin	CPK	Creatinphosphokinase
ADP	Adenosindiphosphat	CRP	C-reaktives Protein
AF	Atemfrequenz	CT	Computertomographie
AFP	Alpha-Fetoprotein	CTG	Cardiotokographie
AIDS	acquired immunodeficiency syndrome	DDAVP	1-Desamino-8-D-Arginin-Vasopressin (Syn.: ADH)
ANA	antinukleäre Antikörper	DHEA	Dehydroepiandrosteronsulfat
ASD	atrioseptal defect (= Vorhofseptumdefekt)	DIC	disseminated intravasal coagulation (Verbrauchs-koagulopathie)
AST	Aspartat-Aminotransferase (= GOT)	DOPA	3,4-Dihydroxyphenylalanin
ALT	Alanin-Amino-Transferase (= GPT)	EEG	Elektroenzephalogramm
		EKG	Elektrokardiogramm
AP	Alkalische Phosphatase	ELISA	enzyme-linked immunosorbent assay (Enzym-Immunoassay)
APC	antigenpräsentierende Zelle		
ASO	Antistreptolysin-O-Titer	FAB-Klas-sifikation	Einteilungsschema der akuten Leukämien, vorgeschlagen von der French-American-British cooperative group (1976)
ATPase	Adenosintriphosphatase		
AZT	Azidothymidin (ein HIV-Virustatikum)		
BGA	Blutgasanalyse	FDP	fibrinogen degradation products (Fibrinogen-Spaltprodukte)
BSG	Blutkörperchensenkungs-geschwindigkeit, Syn.: BKS	Fe	Eisen
Ca	Calcium	FEV_1	forcierte exspiratorische Ein-sekundenkapazität
cAMP	zyklisches Adenosinmono-phosphat	FSH	follikelstimulierendes Hormon
CEA	carcino-embryonales Antigen	FVC	forcierte Vitalkapazität
Chr	Chromosom	G-6-PD	Glucose-6-Phosphat-Dehydrogenase
CK	Creatinkinase; besteht aus 2 Untereinheiten, die in je 2 Formen vorliegen können:	GFR	glomeruläre Filtrationsrate
		GI	gastointestinal
	CK-BB: Isoenzym, das vor allem im Gehirn vorkommt (brain)	GnRH	Gonadotropin-Releasing-Hormon
	CK-MM: Isoenzym, das vor allem im Skelettmuskel vorkommt	GOT	Glutamat-Oxalacetat-Trans-aminase (= AST)
		GPT	Glutamat-Pyruvat-Trans-aminase (= ALT)
	CK-MB: Isoenzym, das vor allem im Herzmuskel vorkommt	Hb	Hämoglobin

HbA$_{1c}$	glycosyliertes Hämoglobin	NPH	neutrales Protamin HAGEDORN (Isophan-Insuline)
HCG	humanes Choriongonadotropin	NSAID	Non-Steroidal Anti-Inflammatory Drug (= NSAR = ASS, Ibuprofen, Diclofenac, etc.)
HIV	humanes Immundefizienzvirus		
Hk	Hämatokrit	NSAR	s. NSAID
HLA	human leukocyte antigen; syn.: MHC (major histocompatibility complex) = Histokompatibilitätsantigen	o. B.	ohne Befund
		P	Puls
		p. a.	posterior-anterior
		PAS	Perjodsäure-Schiff-Reaktion; färbt v. a. Polysaccharide rot an
HPV	humane Papilloma-Viren		
HVL	Hypophysenvorderlappen	PCR	polymerase chain reaction (Polymerase-Kettenreaktion)
HWS	Halswirbelsäule		
ICR	Intercostalraum	PET	Positronen-Emissions-Tomographie
Ig	Immunglobulin		
IGF	insulin-like growth factor	p. m.	punctum maximum
i. m.	intramuskulär	PSA	prostataspezifisches Antigen
i. v.	intravenös	PTCA	perkutane transluminale Coronarangioplastie (Ballondilatation der Koronarien)
K	Kalium		
KG	Körpergewicht		
KHK	koronare Herzkrankheit		
KOH	Kaliumhydroxid (Kalilauge)	PTH	Parathormon
LDH	Laktat-Dehydrogenase	PTT	Partielle Thromboplastinzeit
LDL	low-density lipoproteins	RNS	Ribonucleinsäure
LH	luteinisierendes Hormon	RP(C)R-Test	Rapid-Plasma-Reagin (-Card)-Test
Lig.	Ligamentum		
M.	Musculus	RR	Riva-Rocci (Blutdruck)
MAO-Hemmer	Monoaminooxidase-Hemmer	RSD	Respiratory distress syndrome
		RSV	Rous-Sarkom-Virus
MCH	Mean Corpuscular Hemoglobin (mittlerer korpuskulärer Hämoglobingehalt)	SIADH	Syndrom der inadäquaten ADH-Sekretion
		SSW	Schwangerschaftswoche
		STH	Somatotropes Hormon
MCV	Mean Corpuscular Volume (mittleres Zellvolumen der Einzelerythrozyten)	T	Temperatur
		TSH	Thyroidea-stimulierendes Hormon (Thyreotropin)
MRA	Magnetresonanzangiographie	TSS	Toxic-Shock-Syndrom
MRT	Magnetresonanztomographie	V.	Vena
N.	Nervus	VDRL-Test	Veneral-Disease-Research-Laboratory-Test
Na	Natrium		
NMR	nuclear magnetic resonance	VWF	von-Willebrand-Faktor
NNM	Nebennierenmark	VSD	Ventrikelseptumdefekt
NNR	Nebennierenrinde	ZNS	Zentralnervensystem

Laborwerte	Referenzbereiche			
Laborparameter	konventionelle Benennung	Umrechnungsfaktor	SI-Einheiten	
Angiotensin converting enzyme (ACE)	18–55 U/ml			
Albumin	3,5–5,5 g/dl	× 10	35–55 g/l	S
ADH	0–6,7 pg/ml			E
APC-Ratio	< 2,0			C
α-Amylase	70–300 U/l U: 100–2000 U/l			P/S
$α_1$-Fetoprotein	< 10 ng/ml			S
Alkalische Phosphatase (AP)	65–220 U/l			P/S
Ammoniak	m 19–80 µg/dl w 25–94 µg/dl		m 11–48 µmol/l w 15–55 µmol/l	P/S
Antithrombin	75–120%	× 17,1		S
Bilirubin, gesamt	0,2–1,1 mg/dl	× 17,1	3,4–18,8 µmol/l	P/S
Bilirubin, direkt	0,05–0,3 mg/dl	× 17,1	0,9–5,1 µmol/l	P/S
Bilirubin, indirekt	bis 0,8 mg/dl	× 17,1	bis 13,7 µmol/l	P/S
Blutgase (arteriell):				B
pH	7,35–7,45		7,35–7,45	
pCO_2	35–45 mmHg	× 0,134	4,67–6,00 kPa	
pO_2	65–100 mmHg	× 0,134	8,66–13,3 kPa	
Basenabweichung (BA)	– 3 bis + 3 mmol/l		– 3 bis + 3 mmol/l	
Standard-Bicarbonat	22–26 mmol/l		22–26 mmol/l	
O_2-Sättigung	90–96%	× 0,01	0,9–0,96	
Blutkörperchen-senkungsgeschwindigkeit (BKS)			m: 3–8 mm (1 h) 5–18 mm (2h) w: 6–11 mm (1h) 6–20 mm (2h)	C
Calcium	9,2–10,5 mg/dl U: 4,02–4,99 mmol/l	× 0,25	2,3–2,63 mmol/l U: 4,02–4,99 mmol/l	S U
CA 15-3	< 28 U/ml			S
CA 19-9	< 37,5 U/ml			S
CA 72-4	< 6,7 U/ml			S
Carcino-embryonales Antigen (CEA)			2,5–10 µg/l	S
Chlorid	98–112 mmol/l U: 6–6,3 g/d		98–112 mmol/l U: 169–178 mmol/d	P/S U
Cholesterin, gesamt	120–200 mg/dl	× 0,026	3,1–5,2 mmol/l	P/S
Cholinesterase (CHE)	3000–8000 U/l			S
C3-Komplement	0,55–1,2 g/l	× 100	55–120 mg/dl	S
C4-Komplement	0,2–0,5 g/l	× 100	20–50 mg/dl	S
Coeruloplasmin	15–60 mg/dl		0,94–3,75 µmol/l	S
Cortisol (Basalwert zwischen 8 u. 9 Uhr)	10–25 µg/dl			
C-Peptid	0,37–1,2 nmol/l	× 2,975	1,1–3,6 µg/l	S
C-reaktives Protein (CRP)	< 0,005 g/l	× 100	< 0,5 mg/dl	P/S
Creatinin-Clearance	80–160 ml/min			
Creatinin	0,5–1,2 mg/dl	× 88,4	44–106 µmol/l	S
Creatinkinase (CK)	bis 80 U/l			P/S
Creatinkinase–Isoenzym MB (CK-MB)	< 10 U/l, max. 6% der Gesamt-CK			P/S
CYFRA 21-1	< 1,5 ng/ml			S
D-Dimer (Fibrinogen-Spaltprodukte)	< 250 ng/ml			
Differentialblutbild:				E
stabkernige Granulozyten	3–5%			
segmentkernige Granulozyten	50–70%			
eosinophile Granulozyten	2–4%			
basophile Granulozyten	0–1%			
Monozyten	2–6%			
Lymphozyten	2–6%			
	25–45%			
Eisen (Fe)	m: 80–150 µg/dl w: 60–140 µg/dl		m: 14,3–26,9 µmol/l w: 10,7–25,1 µmol/l	S
Eiweißelektrophorese:				S
Albumin	45–65%		36–50 g/l	
$α_1$-Globulin	2–5%		1–4 g/l	
$α_2$-Globulin	7–10%		5–9 g/l	
β-Globulin	9–12%		6–11 g/l	
γ-Globulin	12–20%		8–15 g/l	
Erythropoietin	6–21 U/l			S/P
Erythrozyten	m: 4,6–5,9 Mio./µl w: 4,0–5,2 Mio./µl		m: 4,6–5,9 T/l w: 4,0–5,2 T/l	E
Ferritin	30–200 µg/l		30–200 nmol/l	S
Fibrinogen	200–400 mg/dl	× 0,03	5,88–11,76 µmol/l	P
Fibrinogenspaltprodukte	< 5 µg/ml			S
Folsäure	3–15 ng/ml			P
Gesamteiweiß	6–8,4 g/dl	× 10	60–84 g/l	
Glucose	70–100 mg/dl	× 0,056	3,89–5,55 mmol/l	B/P/S
γ-Glutamyl-Transferase (γ-GT)	m: 6–28 U/l w: 4–18 U/l			S
Glutamat-Oxalacetat Transaminase (GOT) = Aspartat-Amino-Transferase (AST)	m: bis 18 U/l w: bis 15 U/l			S
Glutamat-Pyruvat-Transaminase (GPT) =	m: bis 22 U/l w: bis 17 U/l			S

Laborwerte / Referenzbereiche

Laborparameter	konventionelle Benennung	Umrechnungsfaktor	SI-Einheiten	
Alanin-Amino-Transferase (ALT)				
glycosyliertes Hämoglobin (HbA$_{1c}$)	4–6 % des Gesamthämoglobins			E
Hämatokrit	m: 41–50 % w: 37–46 %	× 0,01	0,41–0,50 0,37–0,46	E
Hämoglobin	m: 14–18 g/dl w: 12–16 g/dl	× 0,62	m: 8,69–11,16 mmol/l w: 7,45–9,93 mmol/l	E
Haptoglobin	20–204 mg/dl	× 0,01	0,2–2,04 g/l	S
Harnsäure	2,6–6,4 mg/dl	× 60	155–384 µmol/l	S
Harnstoff N	4,7–24 mg/dl	× 0,35	1,7–8,6 mmol/l	S
Harnstoff	10–55 mg/dl	× 0,17	1,7–9,3 mmol/l	S
HDL-Cholesterin	> 50 mg/dl	× 0,026	1,3 mmol/l	S
HCG:	Männer		< 5 U/l	S
	Frauen (nicht schwanger)		< 5 U/l	S
Homocystein	3–13 µmol/l (w), 5–15 µmol/l (m)			E
INR (International Normalized Ratio)				C
Insulin (nüchtern)	3–17 mU/l			S
Kalium	S: 3,5–5,0 mmol/l U: 61–79 mmol/d		S: 3,5–5,0 mmol/l U: 61–79 mmol/d	S U
Kupfer	m: 70–140 µg/dl w: 85–155 µg/d	× 0,16	m: 11–22 µmol/l w: 13,4–24,4 µmol/l	S
Lactat	< 2,4 mmol/l			
Lactat-Dehydrogenase (LDH)	140–290 U/l			S
LDL-Cholesterin	< 150 mg/dl	× 0,026	< 3,87 mmol/l	S
Leukozyten	4000–10000/µl		4–10 U/l	E
Lipase	30–180 U/l			S
Lipoprotein (a)	< 30 mg/dl			S
Liquorpunktion:				
Druck	15–25 cm H$_2$O (im Sitzen) 7–18 cm H$_2$O (im Liegen)			
Zellzahl	< 12/3 (< 4/µl)			
Protein	< 45 mg/dl			
Glucose	50–75 mg/dl			
Basisches Myelinprotein	0–4 µg/l			
orale Glucose-Belastung (75 g Glucose oral)	60 min: 200 mg/dl 120 min: 140 mg/dl	× 0,056	60 min: 11,1 mmol/l 120 min: 7,8 mmol/l	B/S/P
MCH = HbE (mittl. Hb-Gehalt des einzelnen Erythrozyten)	27–34 pg	× 0,062	1,67–2,1 mmol/l	E
MCHC (mittl. HB-Konz. der Erythrozyten)	30–36 g Hb/dl Ery	× 0,63	19–22 mmol/l	E
MCV (mittl. Erythrozytenvolumen)	80–100 µm^3	× 1	80–100 fl	E
Myoglobin	< 76 ng/ml (w), < 92 ng/ml (m)			S
Natrium	135–150 mmol/l U: 120–220 mmol/d	× 1	135–150 mmol/l	S
NSE (neuronspezifische Enolase)	< 16,5 µg/l			S
Osmolalität	280–300 mosm/kg		280–300 mosm/kg	S
Partielle Thromboplastinzeit (PTT)	23–35 sec			P
Phosphor, anorganisch	2,5–5 mg/dl	× 0,32	0,8–1,6 mmol/l	S
Plasmathrombinzeit (PTZ)	14–21 sec			P
Prolactin	< 15 ng/ml < 20 ng/ml bei Frauen in der Lutealphase			S/P
PSA (prostataspezifisches Antigen)	0–4 ng/ml			S
PTH	10–65 pg/ml			S
Retikulozyten	4–15 ‰		20000–75000/µl	E
Theophyllin	8–20 mg/l			S
Thromboplastinzeit (Quick-Test)	70–120 %			P
Thrombozytenzahl	150–350 × 10^3/µl		150–350 U/L	E
Thyreotropin (TSH) und TRH-Test	basal: 0,3–3,5 mU/l 30 min nach Injektion von 200 mg TRH: Anstieg > 2,0 mU/l			S
Thyroxin (T$_4$)	5–12 µg/dl		65–155 nmol/l	S
freies Thyroxin (FT$_4$)	1,0–2,3 ng/dl		13–30 pmol/l	S
Transferrinsättigung	15–45 %			S
Trijodthyronin (T$_3$)	90–200 ng/dl		1,38–3,10 nmol/l	S
TBG	16–27 mg/dl			S
Transferrin	200–400 mg/dl	× 0,01	2,0–4,0 g/l	S
Triglyceride	74–160 mg/dl	× 0,011	0,84–1,82 mmol/l	S
Troponin I	< 0,5 ng/ml			S
Troponin T	< 0,1 ng/ml			
Vitamin B$_{12}$	> 250 pg/ml		229–812 pmol/l	S
Vitamin D	700–3100 U/l			S

B = Vollblut   C = Zitratblut   E = EDTA-But   P = Plasma   U = Urin
m = männlich   w = weiblich

Aus: Classen/Diehl/Kochsiek: Innere Medizin, 5. A. Urban & Fischer 2003

Chirurgie

Fall 1

Anamnese

Eine 58-jährige Frau stellt sich mit Fieber, abdominellen Schmerzen, Übelkeit und Erbrechen vor, die vor 2 Tagen auftraten und kontinuierlich zunahmen. In der Krankengeschichte sind keine signifikanten Vorerkrankungen bekannt, außer einem Hypertonus, der medikamentös mit Metoprolol behandelt wird. Die Patientin gibt an, dass vorher schon leichtere Episoden dieser Symptome aufgetreten sind, die Beschwerden besserten sich jedoch von selbst innerhalb von 1–2 Tagen. Die Episoden sind nicht mit der Nahrungsaufnahme assoziiert. Die Ernährung besteht hauptsächlich aus Fastfood.

Körperliche Untersuchung

T: 38,5 °C   RR: 154/90   AF: 12/min.   P: 106/min.

Die Patientin erscheint leicht dehydriert. Herz- und Lungenbefund sind unauffällig, die Peristaltik ist vermindert. Druckschmerzhaftigkeit im linken unteren Quadranten des Abdomens. In diesem Bereich spontane Abwehrspannung, jedoch keine Zunahme der Schmerzhaftigkeit. Im Stuhl kein Nachweis von okkultem Blut.

Die Patientin berichtet, dass vor 2 Monaten eine routinemäßige Röntgen-Konrastmitteldarstellung des Darmes zum Ausschluss eines Karzinoms durchgeführt wurde. Die Röntgenaufnahmen hat sie mitgebracht und sagt, dass diese keinen Nachweis für ein Karzinom zeigen (s. Abb. 1.1).

Labor

Hb: 13 g/dl
Leukozyten: 15 200/µl
Neutrophile: 84 %
Na: 139 mmol/l
K: 3,9 mmol/l
CK: 32 U/l
GOT: 16 U/l
Creatinin: 1,1 mg/dl
Amylase: 88 U/l

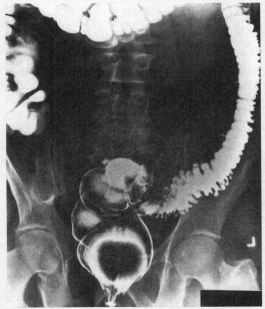

Abb. 1.1: Röntgenaufnahme der Patientin.
Aus Nivatvongs, S./Becker, E.R.: Colon, rectum, and anal canal. In: James, E.C./Corry, R.J./Perry Jr, J.F. (eds.): Principles of Basic Surgical Practice. Philadelphia, Hanley & Belfus, Inc., 1987, pp. 284–345; mit Genehmigung.

Diagnose Divertikulitis

Die Barium-Röntgenaufnahme zeigt eine Divertikulose, primär im Sigma.

Pathophysiologie

Divertikulose ist ein benignes, **sehr häufig auftretendes** Leiden (ca. 50 % der Bevölkerung > 50 Jahre). Es bildet sich eine bruchartige Aussackung des Darms, am häufigsten in **Sigma und Colon descendens.** Es wird vermutet, dass das Risiko, eine Divertikulose zu entwickeln, durch eine sehr fettreiche und ballaststoffarme Ernährung (in diesem Fall Fastfood) erhöht wird.
Divertikulose kann zu **gastrointestinalen Blutungen** führen, ferner können sich die Divertikel entzünden, was eine Divertikulitis zur Folge hat. Wie bei einer Appendizitis scheint eine Obstruktion mit Fäkalmaterial ursächlich für eine Bakterienproliferation mit sukzessiver Entzündung zu sein. In schweren Fällen kann es zu **Darmverschluss, Perforation, Abszessbildung,** Sepsis und **Fistelbildung** (z. B. kolovesikale Fistel) kommen.

Diagnose und Therapie

Die klassischen Symptome sind Schmerzen **im linken unteren Quadranten des Abdomens** mit **Druckschmerzhaftigkeit und Fieber.** In schweren Fällen können sich peritoneale Anzeichen entwickeln. Als Erstes wird generell eine medikamentöse Therapie eingeleitet mit intravenöser Flüssigkeitsgabe und Gabe von **Breitband-Antibiotika.** Sind Übelkeit und Erbrechen sehr ausgeprägt, werden die Patienten nüchtern gehalten und eine Magensonde gelegt. Sollte eine medikamentöse Therapie erfolglos sein oder sollten Komplikationen wie Peritonitis, Fistel- oder Abszessbildung auftreten, ist eine chirurgische Therapie indiziert.
Eine Resektion des betroffenen Darms ist definitiv erforderlich. Die Resektion sollte immer das gesamte Sigma umfassen. Bei einem Befall des Colon descendens kann eine Hemikolektomie links erforderlich sein. Weitergehende Resektionen sind in der Regel nicht indiziert. Bei einem ausgeprägten entzündlichen Befund, einem nicht vorbereiteten Darm oder weiteren Risikofaktoren erfolgt eine Diskontinuitätsresektion mit Anlage eines temporären endständigen Kolostomas. Wenn immer vertretbar, erfolgt eine kontinenzerhaltende Resektion mit einer primären Anastomose, die ggf. durch ein doppelläufiges Ileo- oder Kolostoma geschützt wird.
Zur Komplettierung der **klinischen Diagnostik** kann eine **Computertomographie** durchgeführt werden, insbesondere, um die Diagnose zu bestätigen oder um in schweren oder therapierefraktären Fällen Komplikationen auszuschließen. Die Mehrzahl der Patienten spricht auf eine medikamentöse Therapie an, und eine Operation kann somit im akuten Stadium vermieden werden. Bei Patienten, die wiederholt unter Divertikulitis leiden, ist die elektive Operation indiziert, um weitere Episoden und Komplikationen zu vermeiden. Nach erfolgreicher medikamentöser Behandlung der Divertikulitis wird dem Patienten empfohlen, eine **ballaststoffreiche Kost** zu sich zu nehmen.

Gut zu wissen

Bei Verdacht auf Divertikulitis sollte ein Barium-Einlauf oder eine Sigmoidoskopie/Koloskopie nicht durchgeführt werden, da ein erhöhtes Risiko für eine Darmperforation besteht. Zum Ausschluss eines Tumors sollten diese Untersuchungen nach Abklingen der Divertikulitis durchgeführt werden.
Bei einem über 40-jährigen Patienten mit lokalisierter Druckschmerzhaftigkeit im linken unteren Quadranten des Abdomens plus Fieber ist zuerst an eine Divertikulitis zu denken.

Chirurgie

Fall 2

Anamnese

Bei einem 56-jährigen Patienten wurde notfallmäßig eine Cholezystektomie bei akuter Cholezystitis durchgeführt. Am ersten postoperativen Tag ist er leicht erregt und agitiert, gibt jedoch nur minimale Schmerzen an. Er benötigt nur Paracetamol zur Schmerzlinderung. Am zweiten postoperativen Tag wird der Patient delirant und aggressiv und beginnt zu phantasieren. Bei Durchsicht der Patientenakte fällt eine Fluktuation bei Puls, Atmung und Körpertemperatur während der letzten 12 Stunden auf.

Körperliche Untersuchung

T: 36,7–37,3 °C   RR: 110–150/80–96   AF: 12–26/min.   P: 64–112/min.
Der Patient erscheint desorientiert, halluziniert und ist aggressiv. Die Pupillen sind unauffällig. Das Abdomen ist weich mit nur leichter Druckschmerzhaftigkeit im Bereich der Operationswunde bei regelrechten Wundverhältnissen. Der übrige Untersuchungsbefund ist unauffällig. Pulsoximetrie: 98 % bei Raumluft.

Labor/weitere Untersuchungen

Hb: 16 mg/dl
Leukozyten: 6300/µl
Na: 140 mmol/l
K: 4,5 mmol/l
Creatinin: 0,9 mg/dl
Urinstatus: Bakterien, Protein, Glucose und Leukozyten: alle negativ.
Röntgen-Thorax: s. Abb. 2.1.

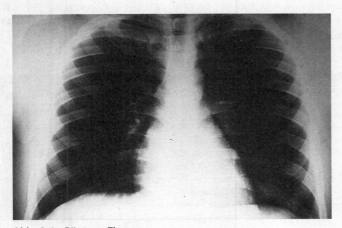

Abb. 2.1: Röntgen-Thorax.

Diagnose Alkoholentzug

Unauffälliger Befund des Thorax.

Pathophysiologie

Alkoholabhängigkeit ist eine häufig auftretende Suchterkrankung. In einem Krankenhaus hat ein Alkoholiker generell keinen Zugang zu Alkohol, folglich ist ein Entzug vorprogrammiert. Erste Entzugssymptome (**Tremor, Schweißausbrüche, Agitation** und **Krämpfe**) können **12–24 Stunden nach der letzten Einnahme von Alkohol** einsetzen. In der nächsten Phase, die am folgenden Tag einsetzt, treten Sinnestäuschungen, **Halluzinationen** (normalerweise visuell), Erregungszustände und **Delirium tremens** sowie **autonome Instabilität** (Fluktuation der Vitalparameter), Konfusion und Schlafstörungen auf.

Diagnose und Therapie

Alkoholentzug ist mit einem **hohen Risiko** assoziiert und sollte daher immer unter stationären Bedingungen durchgeführt werden. Bei Entzugssymptomen ist Clonidin das Mittel der ersten Wahl. Bei Bedarf kann dieses mit Benzodiazepin oder anderen Psychopharmaka kombiniert werden. Die Gabe von Äthanol ist in aller Regel nicht mehr gerechtfertigt. Unterstützend sollten **Thiamin** und andere Vitamine verabreicht werden, da die bestehende Verwirrtheit durch ein zusätzlich vorliegendes Wernicke-Syndrom aggraviert werden kann. Thiamin ist grundsätzlich *vor* der Gabe von Glucose zu verabreichen, um eine Präzipitation des Wernicke-Syndroms zu vermeiden. Das Langzeitmanagement sollte die Betreuung in einer **Selbsthilfegruppe** einschließen (z. B. Anonyme Alkoholiker).

Gut zu wissen

Nicht immer geben Patienten wahrheitsgemäß an, dass sie regelmäßig Alkohol konsumieren („heimliche Trinker") oder sie minimieren die tatsächliche Menge. Jede Erkrankung sowie auch jeder Therapieplan kann durch Alkoholabusus negativ beeinflusst werden.

Tab. 2.1: Weitere Ursachen postoperativer deliranter Zustände

Ursache	Ausschlusskriterien
Infektionszeichen im Bereich der Wunde, des Operationsbereichs, im Urin, in der Lunge oder im Blut	Kein Fieber, saubere Wundverhältnisse, kein Druckschmerz, keine pathologischen Geräusche über der Lunge, keine Bakterien im Urin
Hypoxie	Pulsoximetrie normal
Narkotika oder andere Medikationen	Keine Einnahme von Narkotika, Pupillen normal
Gestörtes Elektrolytgleichgewicht	Keine Hyponatriämie
Nebenniereninsuffizienz	Nachweislich keine Steroideinnahme präoperativ
Kliniks-/Intensivstationspsychose	Kein Tremor, tritt gewöhnlich bei schwerer erkrankten, intensivpflichtigen Patienten auf

Chirurgie

Fall 3

Anamnese

Eine 42-jährige Patientin leidet an abdominellen Schmerzen, die 30–60 Minuten nach der Hauptmahlzeit einsetzten. Sie beschreibt die Symptome als seit 2 Stunden konstant bestehende Oberbauchschmerzen und berichtet, dass schon vorher Schmerzattacken auftraten, die jedoch innerhalb weniger Minuten vorbei waren. Des Weiteren erwähnt sie starke Übelkeit und eine Episode mit Erbrechen.

Körperliche Untersuchung

T: 38,2 °C   RR: 158/94   AF: 14/min.   P: 92/min.
Die Patientin ist übergewichtig und leidet offensichtlich unter Schmerzen. Herz- und Lungenbefund sind unauffällig. Bei Palpation des Abdomens Schmerzhaftigkeit im rechten oberen Quadranten, knapp unter dem rechten Rippenbogen, flache Atmung aufgrund des Schmerzes. Keine Abwehrspannung.

Labor/weitere Untersuchungen

Hb: 14 g/dl
Leukozyten: 16 200/µl
Neutrophile: 80 %
GOT: 29
GPT: 15
Gesamt-Bilirubin: 1,2 mg/dl
Alkalische Phosphatase: 50 U/l
Röntgen-Abdomen und Sonographie: s. Abb. 3.1 und 3.2.

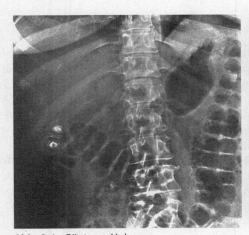

Abb. 3.1: Röntgen-Abdomen.
Aus: Katz, D.S./Math, K.R./Groskin, S.A. (eds.): Radiology Secrets. Philadelphia, Hanley & Belfus, Inc., 1998, pp. 154–157.

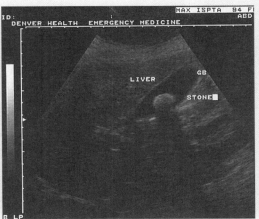

Abb. 3.2: Sonographie.
Aus: Markovchick, V.J./Pons, P.T. (eds.): Emergency Medicine Secrets. Philadelphia, Hanley & Belfus, Inc., 1999, pp. 19–23; mit Genehmigung.

Diagnose: Akute Cholezystitis

Sowohl das Röntgen-Abdomen als auch die Sonographie zeigen **Gallensteine.**

Pathophysiologie

Eine Obstruktion des Ductus cysticus, normalerweise durch Gallensteine, verursacht klassischerweise Entzündung und Schmerz im rechten oberen Quadranten. Der **Schmerz kann bis in den Bereich des rechten Schulterblatts ausstrahlen.** Bei Gallenblasenentzündung **Murphy-Zeichen positiv** (Anhalten der Atmung aufgrund des Schmerzes bei Palpation im Bereich des rechten oberen Quadranten, knapp unter dem rechten Rippenbogen).
Eine große Anzahl der Patienten berichtet über vorangegangene abdominelle Schmerzattacken (**Gallenkolik**), die 15–60 Minuten nach fettigen oder schweren Mahlzeiten auftraten.
Es kann zu schweren Gallenblasenentzündungen kommen, die unbehandelt zu Nekrosen führen können.

Diagnose und Therapie

Da nur 15 % der Gallensteine röntgenpositiv sind, ist eine diagnostische Röntgenaufnahme nicht immer ausreichend. Sollte der Verdacht auf eine Cholezystitis vorliegen, ist die **Sonographie** das Mittel der Wahl. In Zweifelsfällen kann eine Computertomographie diffentialdiagnostisch weiterhelfen.
Therapieoptionen sind die Gabe von **Antibiotika** und die Durchführung einer **Cholezystektomie**, die heute überwiegend laparoskopisch durchführt wird. Eine frühzeitige Operation ist insgesamt dazu geeignet den Krankheitsverlauf zu verkürzen. Sind die Symptome unter antibiotischer Therapie allerdings rasch rückläufig, kann die elektive Cholezystektomie zu einem späteren Zeitpunkt erfolgen.

Gut zu wissen

Die klassischen Patienten sind „hellhäutige, übergewichtige Frauen über 40 Jahre, die mehrere Kinder geboren haben" (im englischen Sprachraum gebräuchlich „6 Fs" fat, female, forty, fair, fertile and family). Jedoch auch außerhalb dieser Gruppe tritt diese Erkrankung häufig auf.
Bei Patienten mit **hämolytischer Anämie** (z. B. Patienten mit Sichelzellanämie) bilden sich durch stark erhöhtes Bilirubin sehr häufig Gallensteine. Bei den meisten anderen Patienten ist jedoch primär ein erhöhtes Cholesterin für die Gallensteinentstehung ursächlich.
In Ausnahmefällen kann sich eine Cholezystitis entwickeln, **ohne dass Steine vorhanden sind** – z. B. bei schwer kranken, intensivpflichtigen Patienten mit multiplen medizinischen Problemen.

Chirurgie

Fall 4

Anamnese

Eine 44-jährige Patientin stellt sich mit schweren, intermittierenden Kopfschmerzen vor, die mit Schwindel einhergehen. Sie berichtet, dass diese Kopfschmerzen vor 3 Wochen einsetzten. Nachdem die Patientin am heutigen Morgen im Verlauf einer Attacke Anzeichen von Verwirrtheit zeigte und über Sehstörungen klagte, drängte der Ehemann auf eine medizinische Abklärung. Des Weiteren berichtet sie über ausgeprägte Angstzustände, Schweißausbrüche und Palpitationen. In der Vorgeschichte finden sich keine signifikanten Erkrankungen, eine Medikamenteneinnahme verneint sie. In der Familienanamnese werden Schilddrüsentumoren und „eine andere Art von Tumor im Halsbereich, der einen hohen Kalziumspiegel verursacht" erwähnt.

Körperliche Untersuchung

T: 37,1 °C   RR: 204/120   AF: 14/min.   P: 94/min.

Die Patientin ist sehr schlank, bei Vorstellung schmerzfrei. Bei der funduskopischen Untersuchung finden sich beidseits geschwollene, ödematöse Bulbi, die Blutgefäße im Fundus sind unauffällig. Herz und Lungen sind ohne pathologischen Befund, das Abdomen ist unauffällig, keine pathologischen Geräusche.

Labor/weitere Untersuchungen

Hb: 14 g/dl
Leukozyten: 5200/µl
Glucose: 246 mg/dl
CK: 40 U/l
K: 4,1 mmol/l
Ca: 2,35 mmol/l
Creatinin: 1 mg/dl
TSH: 2,2 µU/ml
CT: Raumforderung (s. „A" in Abb. 4.1) am oberen Nierenpol (*Pfeil*).

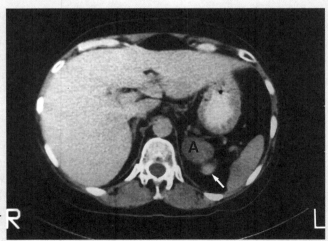

Abb. 4.1: CT.
Aus: James, E.C./Corry, R.J./Perry Jr, J.F. (eds.): Principles of Basic Surgical Practice. Philadelphia, Hanley & Belfus, Inc., 1987, pp. 362–373; mit Genehmigung.

Diagnose Phäochromozytom

Unter Berücksichtigung der Familienanamnese ist von einem multiplen endokrinen Neoplasie-(MEN)-Syndrom Typ II auszugehen.

Pathophysiologie

Diese Tumoren, die normalerweise durch chromaffine Zellen im Nebennierenmark entstehen, **produzieren Adrenalin** und **Noradrenalin**. Exzessive Katecholaminausschüttung führt zu einem manchmal konstanten **Hypertonus**, klassischerweise treten jedoch **extreme Blutdruckschwankungen auf,** welche, wie bei dieser Patientin, neurologische Symptome hervorrufen. Häufig treten **Kopfschmerzen, Sehstörungen, Veränderungen im Mentalstatus, Angstzustände, Palpitationen, Schweißausbrüche,** Übelkeit und Hitzewallungen auf. Des Weiteren können Katecholamine für erhöhte Glucosespiegel ursächlich sein.

Diagnose und Therapie

Die klassischen diagnostischen Laborauffälligkeiten sind **erhöhte Spiegel von Vanillinmandelsäure (VMS) im 24-Stunden-Urin** und **Homovanillinsäure,** erhöhte Plasma-Katecholamine sowie **Metanephrin im Urin**.
Sollte eine der o. g. Laboruntersuchungen positiv sein, ist zur Lokalisierung des Tumors eine **Computertomographie** zu veranlassen. In 90 % der Fälle wird ein Nebennierentumor diagnostiziert.
Finden sich in der Familienanamnese Schilddrüsen- oder Nebenschilddrüsentumoren, sollte man sofort an die Möglichkeit eines **MEN-Typ-II-Syndroms** denken (schließt das Phäochromozytom ein). Jedoch selbst bei unauffälliger Familienanamnese sind bei derartigen Fallbeschreibungen Phäochromozytome oder andere Sekundärursachen des Hypertonus (z. B. Hyperthyreoidismus oder Cushing-Syndrom) in Erwägung zu ziehen.
Standardtherapie ist die **chirurgische Resektion** des Tumors. Eine präoperative **Alpha-Blockade** ist vor der Operation obligat. Sie ist nicht nur Präventivmittel, um intraoperativen hypertensiven Krisen, sondern auch, um einem postoperativen Hypotonus vorzubeugen. Alpha-Blocker werden statt Beta-Blockern verabreicht, um eine Gefäßverengung zu verhindern (aus diesem Grund kommen Beta-Blocker nicht bei Kokainsüchtigen zum Einsatz). Obwohl Phäochromozytome beim MEN-Syndrom Typ II häufig bilateral auftreten, sollte bei einem nachgewiesenen einseitigen Befall zunächst nur unilateral vorgegangen werden, um einen Morbus Addison zu verhindern. Wird ein MEN-Syndrom Typ II durch das RET-Protoonkogen nachgewiesen, ist eine Thyreoidektomie auch ohne Nachweis einer Raumforderung zur Prävention eines medullären Schilddrüsenkarzinoms angezeigt. Nach Adrenalektomie ist immer eine engmaschige onkologische Nachsorge angezeigt, da sich häufig histologisch benigne und maligne Phäochromozytome nicht differenzieren lassen.

Gut zu wissen

Die **10-er Regel** für Phäochromozytome ist folgende: 10 % bösartig, 10 % bilateral, 10 % familiär, 10 % bei Kindern und 10 % extraadrenal (im Bereich der Ganglien des sympathischen Nervensystems, gewöhnlich im Abdomen). Die Differenzierung zwischen benignen und malignen Phäochromozytomen ist häufig erst im Verlauf möglich.

Chirurgie

Anamnese

Eine 37-jährige Patientin klagt hauptsächlich über Schwäche, Polyurie und Polydipsie. Des Weiteren berichtet sie über Kopfschmerzen, minimale Belastungsdyspnoe, leichte Schwellung der Füße, leichtes Kribbeln in Händen und Füßen sowie Muskelkrämpfe. Es bestehen keine signifikanten Auffälligkeiten in der weiteren Anamnese. Die Patientin nimmt Paracetamol bei Kopfschmerzen ein.

Körperliche Untersuchung

T: 36,9 °C   RR: 164/106   AF: 14/min.   P: 64/min.
Sehr schlanke Patientin. Die funduskopische Untersuchung zeigt leichte arterioläre Verengung, ansonsten unauffällig. Hals normal, keine Strömungsgeräusche. Herz- und Lungenbefund unauffällig. Untersuchung des Abdomens regelrecht, keine pathologischen Geräusche. Muskelkraft der oberen und unteren Extremitäten $4/5$ symmetrisch. Sehnenreflexe verzögert.

Labor/weitere Untersuchungen

Hb: 13 g/dl
Leukozyten: 7600/µl
Na: 154 mmol/l
K: 2,9 mmol/l
Bikarbonat: 36 mmol/l
Ca: 2,4 mmol/l
Creatinin: 0,9 mg/dl
Plasma-Renin: nicht nachweisbar
Glucose: 76 mg/dl
Elektrokardiogramm: s. Abb. 5.1.

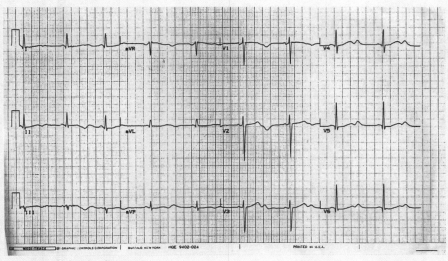

Abb. 5.1: Elektrokardiogramm.
Aus: Carabello, B.A./Gazes, P.C.: Cardiology Pearls, 2nd edition. Philadelphia, Hanley & Belfus, Inc., 2001, p. 4, mit Genehmigung.

Diagnose Conn-Syndrom

Das Conn-Syndrom ist ein primärer Hyper-Aldosteronismus aufgrund eines Aldosteron-sezernierenden Nebennierenadenoms. Das EKG zeigt **abgeflachte T-Wellen** und **prominente U-Wellen** sowie **verlängerte QT-Intervalle**, passend zu einer Hypokaliämie.

Pathophysiologie

Dieser benigne Tumor sezerniert **Aldosteron**, als Folge kommt es zu **Hypervolämie, Hypertonus, Hypernatriämie** und **metabolischer Alkalose** (kompensatorische Erhöhung des CO_2-Spiegels kann Parästhesien verursachen). Die Hypokaliämie hat sekundäre Symptome/Zeichen zur Folge, einschließlich **Muskelschwäche** (kann ursächlich für respiratorische Symptome sein), **Muskelkrämpfe, Polyurie** (folglich Polydipsie), **Reflexveränderungen** (auch verursacht durch Hypernatriämie) und EKG-Veränderungen.

Diagnose und Therapie

Wann immer eine Hypokaliämie verbunden mit einem Hypertonus nachweislich ist, ohne dass die Ernährung oder Medikamente hierfür ursächlich sind, sollte an ein Conn-Syndrom gedacht werden. Der Renin-Spiegel muss bestimmt werden: durch **erniedrigte Renin-Spiegel** wird die Diagnose fast bestätigt. Durch die Ausschüttung großer Mengen von **Aldosteron** durch den Tumor wird der Renin-Spiegel supprimiert.
Eine **Computertomographie** des Abdomens zeigt normalerweise einen Tumor in einer der Nebennieren und bestätigt somit die Diagnose. Standardtherapie ist die **chirurgische Resektion**.
Nur in sehr seltenen Fällen ist eine beidseitige Nebennierenhyperplasie oder ein Nebennierenkarzinom die Ursache für einen primären Hyperaldosteronismus.

Gut zu wissen

Zur Stabilisierung des Patienten kann präoperativ **Spironolacton** (ein Aldosteron-Antagonist) eingesetzt werden.
Bei dieser Erkrankung finden sich erhöhte Aldosteron-Spiegel in Serum und Urin.
Die Bestimmung des Aldosteron-Spiegels in venösem Blut aus den Nebennieren kann hilfreich sein, um Tumoren zu lokalisieren, die eine Computertomographie nicht nachweisen konnte. Die Seite, in der der Tumor lokalisiert ist, weist einen höheren Aldosteron-Spiegel auf.

Chirurgie

Fall 6

Anamnese

Ein 62-jähriger Patient stellt sich mit Schluckbeschwerden vor. Er berichtet, dass anfänglich nur die Aufnahme fester Nahrung Beschwerden verursachte, nun jedoch auch die Aufnahme von Flüssigkeit beschwerlich sei. Des Weiteren berichtet er über Appetitlosigkeit, Müdigkeit und einen Gewichtsverlust von 12,5 kg während der letzten Monate. Seit kurzer Zeit bestehe zusätzlich Heiserkeit. Der Patient hat seit mehreren Jahren keinen Arzt aufgesucht, da keine gesundheitlichen Probleme aufgetreten seien. Aus der Sozialanamnese sind ein Nikotinabusus von 2 Schachteln Zigaretten täglich seit 30 Jahren sowie täglicher Alkoholkonsum bekannt.

Körperliche Untersuchung

T: 37,1 °C   RR: 118/68   AF: 18/min.   P: 94/min.
Kachektischer Patient mit blassen, leicht ikterischen Skleren. Keine Adenopathie. Herz- und Lungenbefund sind unauffällig. Bei der Untersuchung des Abdomens erscheint die Haut über der Bauchdecke lose, die Leber ist vergrößert 4 cm unter dem Rippenbogen tastbar. Bei der rektalen Untersuchung Nachweis von Blut im Stuhl.

Labor/weitere Untersuchungen

Hb: 9 g/dl
Leukozyten: 6900/µl
Eisen: 8 µg/dl
Ferritin: 10 µg/ml
Glucose: 96 mg/dl
Na: 136 mmol/l
K: 3,8 mmol/l
Ca: 11 mg/dl
Albumin: 2,8 g/dl
GOT: 200 U/l
GPT: 252 U/l
Gesamt-Bilirubin: 3,2 mg/d/l
Schluck-Röntgen des Ösophagus: s. Abb. 6.1.

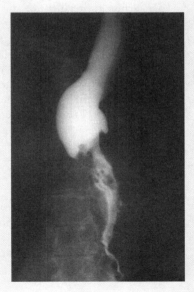

Abb. 6.1: Schluck-Röntgen des Ösophagus.
Aus: Hartmann, J.: Radiology of the esophagus. In: Katz, D.S./Math, K.R./Groskin, S.A. (eds.): Radiology secrets. Philadelphia, Hanley & Belfus, Inc., 1998, pp. 91–97; mit Genehmigung.

Diagnose Ösophaguskarzinom

Der Barium-Breischluck zeigt einen ausgedehnten, **sich unregelmäßig füllenden Defekt im Ösophagus.**

Pathophysiologie

Die meisten dieser malignen Tumoren sind Plattenepithelkarzinome, ursächlich sind **Nikotin- und Alkoholabusus.** Achalasie, stattgehabte Bestrahlung im Brustbereich und Verätzungen sind seltene Ursachen. Der klassische Fall ist ein von der Mitte oder dem proximalen Drittel des Ösophagus ausgehender Tumor. Der typische Patient ist **männlich und über 50 Jahre alt,** in der Anamnese finden sich Nikotin- und Alkoholabusus. Überwiegend werden die Patienten erst im fortgeschrittenen Stadium vorstellig. Die Metastasierung im lokalen Bereich (die Heiserkeit wird durch **Beteiligung des Nervus recurrens** verursacht) und in regionalen Lymphknoten (mediastinal oder im Halsbereich), Leber (ursächlich für die beeinträchtigte Leberfunktion) und in anderen Organen wird als Folge einer **fehlenden Serosa** gesehen.
Die Anzahl von Ösophagustumoren vom Subtyp eines im distalen Drittel des Ösophagus auftretenden Adenokarzinoms ist in letzter Zeit zunehmend und muss sicher vom Plattenepithelkarzinom des Ösophagus abgegrenzt werden. Ursächlich ist hier eine Refluxösophagitis mit nachfolgender **Barrett-Metaplasie.** Bei jedem Patienten mit der endoskopischen Diagnose eines Barrett-Ösophagus sollten **regelmäßige Kontroll-Endoskopien einschließlich Biopsieentnahme** durchgeführt werden, um maligne Veränderungen frühzeitig diagnostizieren zu können.

Diagnose und Therapie

Klassische Symptome sind **Gewichtsverlust, Dysphagie** (initial feste Nahrung, dann auch Flüssigkeiten), **Anorexie, Blut im Stuhl** sowie Anzeichen/Symptome einer **Metastasierung** (palpable Lymphknoten, Ikterus, Heiserkeit). Zur Abklärung einer Dysphagie wird initial eine Endoskopie (da aussagekräftiger) durchgeführt. Bei diesem Patienten bestätigt die Röntgen-Schluckuntersuchung die Diagnose. Jedoch ist eine endoskopische Untersuchung mit Biopsieentnahme erforderlich, um den Zelltyp zu bestimmen. Eine **CT** wird generell zur Evaluierung von Metastasierung und lokalem Tumorausmaß durchgeführt.
Für die meisten Patienten stellt die **chirurgische Resektion** des betroffenen Ösophagus mit Reanastomose die effektivste Therapie dar. In lokal fortgeschrittenen Tumorstadien ist eine neoadjuvante Radiochemotherapie angezeigt. Bei metastasierten Ösophaguskarzinomen oder Karzinomen im proximalen Ösophagus wird häufig nur die Radiochemotherapie durchgeführt. Ein allgemeiner Konsens für proximale Ösophaguskarzinome besteht allerdings nicht. Häufig ist eine palliative Therapie, möglicherweise mit Einlage eines Stents, wichtig.

Gut zu wissen

Werden bei einem über 40 Jahre alten Patienten Blut im Stuhl oder eine Eisenmangelanämie nachgewiesen, ist zum Ausschluss von Malignität eine **weiterführende Diagnostik erforderlich.** Bei dem beschriebenen Patienten ist die Ursache ein Ösophaguskarzinom.
Plattenepithelkarzinome verursachen häufig eine **Hyperkalziämie,** selbst wenn keine Knochenmetastasierung vorliegt.

Chirurgie

Fall 7

Anamnese

Ein 52-jähriger Patient klagt über seit der vergangenen Nacht bestehende abdominelle Schmerzen, Übelkeit und Erbrechen. Er berichtet, dass er eine „Schwellung" im Bauch bemerkt habe und sich aufgebläht fühle. Der letzte Stuhlgang sei vor 2 Tagen gewesen. Eine Erkrankung ist nicht bekannt, der Patient nimmt keine Medikamente. Aus der Anamnese sind Cholezystektomie, Appendektomie und eine Leistenbruchoperation rechts bekannt. Alle Operationen wurden vor mehr als 5 Jahren durchgeführt.

Körperliche Untersuchung

T: 37 °C   RR: 138/88   AF: 18/min.   P: 110/min.

Akut erkrankter Patient mit leichter Tachypnoe. Die Skleren nicht ikterisch, die Schleimhäute sind trocken. Außer einer Tachykardie sind Herz- und Lungenbefund unauffällig. Die Peristaltik ist hyperaktiv, das Abdomen gebläht, Abdominalschall beim Abklopfen. Bei tiefer Palpation findet sich diffuser Druckschmerz. Hämokkult-Test negativ. Pulsoximetrie 97 % bei normaler Raumluft.

Labor

Hb: 17 g/dl
Leukozyten: 17000/µl
GOT: 16 U/l
Lipase: 16 U/dl
Röntgen-Abdomen: s. Abb. 7.1.

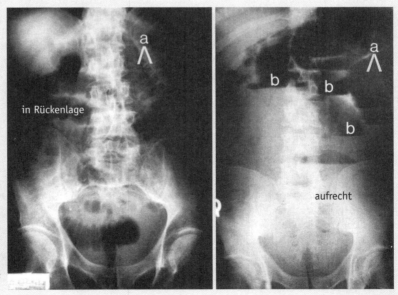

Abb. 7.1: Röntgen-Abdomen.
Aus: James, E. C./Corry, R.J./Perry Jr, J.F. (eds.): Principles of Basic Surgical Practice. Philadelphia, Hanley & Belfus, Inc., 1987, pp. 272–283; mit Genehmigung.

Diagnose Dünndarmileus

Bei diesem Patienten ist die Obstruktion als Folge von Adhäsionen nach Voroperationen zu sehen. Die Röntgenaufnahme zeigt dilatierte Dünndarmschlingen (*a*) und multiple Luft-Flüssigkeitsspiegel (*b*).

Pathophysiologie

Adhäsionen nach vorangegangenen Operationen sind die **häufigste Ursache für Obstruktion** im Bereich des Dünndarms. Eine **Hernie** ist die zweithäufigste Ursache (am häufigsten bei nicht voroperierten Patienten). Weitere Ursachen sind Neoplasien, Morbus Crohn und Invagination (normalerweise bei Kindern). Proximal der Obstruktion bläht sich der Darm aufgrund von Luft- und Flüssigkeitsansammlung, als Folge wird der distale Darm dekomprimiert, sog. „Hungerdarm". Aufgrund der gestörten Durchblutung können im Bereich der Obstruktion oder im proximalen Darm eine Ischämie und nach längerer Zeit auch Nekrosen auftreten. Bei einem länger bestehenden Ileus droht die Gefahr einer Durchwanderungsperitonitis.

Diagnose und Therapie

Stellt sich ein Patient mit den Symptomen eines Ileus vor und zeigt die Röntgenaufnahme des Abdomens dilatierte Dünndarmschlingen, so ist das Ziel die **Differenzierung** zwischen einem paralytischen **Ileus** (medikamentöse Therapie) und einem mechanischen Ileus (ggf. initial medikamentöses Management, ansonsten chirurgische Intervention). Die initial durchgeführte Röntgen-Untersuchung des Abdomens ist hierfür nicht ausreichend.
Patienten mit einem paralytischen Ileus neigen zu nur leichter abdomineller Schmerzhaftigkeit, und es besteht die Möglichkeit, dass der Ileus medikamenteninduziert ist (**Narkotika**). Nicht zu vergessen ist, dass das Auftreten eines paralytischen Ileus nach größeren chirurgischen Eingriffen (besonders im abdominellen Bereich) in den ersten Tagen postoperativ **normal** ist. Schmerzen treten hier in der Regel erst auf, wenn die erste Darmmotilität wieder einsetzt. Beim paralytischen Ileus ist die Therapie der ersten Wahl **konservativ** mit Anlage einer **Magensonde** und **i.v.-Flüssigkeitszufuhr, orale Nahrungskarenz.** Zur Verlaufskontrolle werden Kontroll-Röntgenuntersuchungen durchgeführt. Sollte keine Besserung eintreten oder sich die Situation verschlechtern, ist von einem mechanischen Ileus auszugehen. Beim sicheren Nachweis eines mechanischen Ileus ist die Operation mit dem Ziel der Beseitigung der Obstruktion angezeigt. Vor einer Operation sollte soweit möglich ein malignes Geschehen ausgeschlossen werden.
Eine Therapie mit einem **Breitband-Antibiotikum** sollte eingeleitet werden für den Fall, dass eine chirurgische Intervention erforderlich wird.

Gut zu wissen

Zu achten ist auf **freie Luft** unter dem Zwerchfell und/oder peritoneale Zeichen (zunehmende Schmerzhaftigkeit, Abwehrspannung), die allgemein auf eine Darmperforation hinweisen. In diesem Fall sind eine **sofortige Laparotomie** und Gabe eines Breitband-Antibiotikums erforderlich.
Aufgrund von Flüssigkeitsansammlung im Peritonealraum können stark ausgeprägte Dehydration und schwere Störung des Elektrolythaushalts auftreten. Wichtig sind eine i.v.-Flüssigkeitssubstitution und Kontrolle der Elektrolyte. **Hypokaliämie** ist eine klassische Folge eines Ileus.

Chirurgie

Fall 8

Anamnese

Ein 42-jähriger Patient klagt hauptsächlich über Schmerzen im Oberbauch, die bis in den Rücken ausstrahlen. Des Weiteren bestehen seit der vergangenen Nacht Übelkeit und Erbrechen. Er hat keine anderen Erkrankungen und nimmt keine Medikamente. Er gibt an, gelegentlich Alkohol zu trinken, und fragt wiederholt nach Narkotika zur Schmerzbekämpfung.

Körperliche Untersuchung

T: 37,4 °C   RR: 116/76   AF: 18/min.   P: 110/min.
Der Mann macht einen verwirrten Eindruck und riecht nach Alkohol. Er schwitzt und erscheint beunruhigt und dehydriert. Die Skleren sind nicht ikterisch. Sie stellen eine Tachykardie fest, ansonsten sind Herz- und Lungenbefund unauffällig. Die Peristaltik ist reduziert. Bei Palpation ausgeprägte Druckschmerzhaftigkeit mit Abwehrspannung im Epigastrium.

Labor/weitere Untersuchungen

Hb: 17 g/dl
Leukozyten: 13000/µl
Na: 135 mmol/l
K: 3,5 mmol/l
GOT: 76 U/l
GPT: 184 U/l
Gesamt-Bilirubin: 1,3 mg/dl
Amylase: 625 U/l
Lipase: 430 U/dl
Röntgen-Abdomen: s. Abb. 8.1.

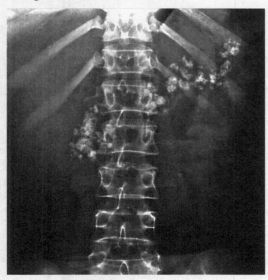

Abb. 8.1: Röntgen-Abdomen.
Aus: Katz, D.S./Math, K.R./Groskin, S.A. (eds.): Radiology Secrets. Philadelphia, Hanley & Belfus, Inc., 1998, pp. 154–157.

Diagnose Pankreatitis

Die Röntgen-Aufnahme des Abdomens zeigt **diffuse Kalzifikationen im Pankreas,** ein Merkmal für eine chronische Pankreatitis.
Alkohol und Gallensteine sind die häufigste Ursache für eine *akute* Pankreatitis (80–90 %). Weitere Ursachen sind **Virusinfektionen** (Coxsackie-Virus, Cytomegalie-Virus), **familiäre Hypertriglyzeridämie, Hyperkalziämie, Medikamente** (Steroide, Thiazid-Diuretika) und **endoskopische retrograde Cholangiopankreatikographie** (ERCP). Es wird angenommen, dass die Aktivierung von Pankreasenzymen ursächlich für die Entzündung ist. Eine *chronische* Pankreatitis ist meistens **Alkohol**-induziert (Gallensteine *verursachen keine* chronische Pankreatitis). Bei diesem Patienten weisen die Leberwerte möglicherweise auf eine zusätzliche äthyltoxische Hepatitis (sog. **de-Ritis-Quotient: GPT/GOT > 1**).

Diagnose und Therapie

Abdominelle Schmerzen + erhöhte Werte für Amylase und Lipase = Pankreatitis. Entzündung/Obstruktion/Perforation des Darms können **leicht erhöhte Amylasewerte** verursachen, daher entscheiden Sie sich nicht blind für „Pankreatitis", wenn Sie die erhöhten Amylasewerte sehen. Eine Erhöhung *beider* Werte, Amylase und Lipase, ist jedoch relativ spezifisch für eine Pankreatitis.
Pankreatitis kann einen **linksseitigen Pleuraerguss** (mit hohem Amylase- und Lipaseanteil) verursachen. In schweren Fällen kann es zu subkutaner Blutung im Periumbilikalbereich **(Cullen-Zeichen)** oder in der Leiste **(Grey-Turner-Zeichen)** kommen.
Pankreatitis **kann letal sein** und sollte stationär behandelt werden. Die Standardtherapie ist konservativ mit Anlage einer Magensonde, i.v.-Flüssigkeitssubstitution und oraler Nahrungskarenz. Häufig werden Narkotika (**Morphium vermeiden,** es verursacht Spasmus des Sphinkter und eine Zunahme der Symptome) als Schmerztherapie eingesetzt. Auf eine engmaschige Kontrolle der Elektrolyte und mögliche Komplikationen (Abszess oder Pseudozyste) ist zu achten.

Gut zu wissen

Bestimmte Kriterien weisen auf eine schlechte Prognose hin („Ranson's criteria" im englischen Sprachraum: hohes Alter, hohe Leukozytenzahl und hohe Glukosewerte, hohe LDH- oder GPT-Werte bei Aufnahme). Nach stationärer Aufnahme ist die Entwicklung von Hypokalziämie, Hypoxie oder eines Adult-Respiratory-Distress-Syndroms ein schlechter prognostischer Indikator.
Sollte sich innerhalb von 5 Tagen keine Besserung einstellen, sollten Komplikationen in Erwägung gezogen werden. Mittels Ultraschall oder **Computertomographie** kann eine **Pseudozyste** (Beobachtung und Drainage der Zyste nach 6 Wochen) oder ein **Abszess** (hohes Fieber und schwerer Verlauf, Therapie mit einem Breitband-Antibiotikum und chirurgische/Katheter-Drainage) diagnostiziert werden. Die operative Therapie sollte auf die Fälle beschränkt werden, in denen eine interventionelle Drainage von Abszessen nicht gelingt. Eine Resektion des Pankreas ist dabei nicht angezeigt.

Chirurgie

Fall 9

Anamnese

Bei einem 40-jährigen, übergewichtigen Patienten wurde wegen einer akuten Cholezystitis eine laparoskopische Cholezystektomie durchgeführt. Am Morgen nach dem Eingriff hat der Patient Fieber. Als Schmerzmittel erhält er Pethidin, seit der Operation hat er das Bett nicht verlassen.

Körperliche Untersuchung

T: 38,5 °C   RR: 116/76   AF: 12/min.   P: 84/min.
Über den basalen Lungenabschnitten sind einige wenige Rasselgeräusche auskultierbar, die nach Abhusten nicht mehr zu hören sind. Ansonsten keine pathologischen Geräusche im Brustbereich, jedoch weigert sich der Patient aufgrund von Schmerzen tief einzuatmen. Das Abdomen ist weich mit leichter Schmerzhaftigkeit im Wundbereich. Die Wunde ist sauber, trocken und intakt. Extremitäten unauffällig.
Röntgen-Thorax: s. Abb. 9.1 und 9.2 (zum Zeitpunkt der Untersuchung: Bild oben; Kontrolle nach 2 Stunden: Bild unten).

Labor

Hb: 14 g/dl
Leukozyten: 6300/µl
Na: 135 mmol/l
K: 3,5 mmol/l
Creatinin: 1 mg/dl
Urinstatus: Blut, Protein, Glucose, Bakterien, Leukozyten: alle negativ.

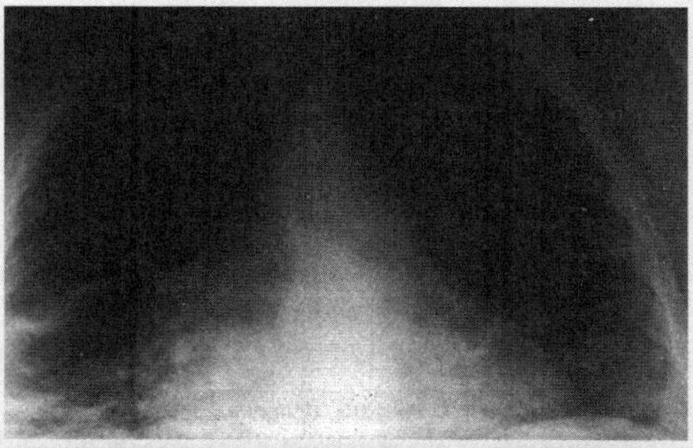

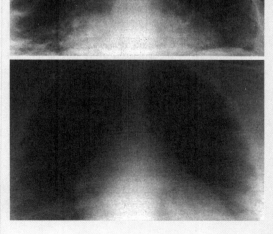

Abb. 9.1: Röntgen-Thorax zum Zeitpunkt der Untersuchung.

Abb. 9.2: Kontrolle nach 2 Stunden.
Beide aus: Klein, J.S.: Radiographic findings in chest disease. In: Brant, W.E./Helms, C.A. (eds.): Fundamentals of Diagnostic Radiology, 2nd edition. Philadelphia, Lippincott Williams & Wilkins, 1999, pp. 343–361; mit Genehmigung.

Diagnose   Postoperative Atelektase

Die obere Röntgenaufnahme zeigt Bereiche mit **plattenförmiger Atelektase**, die untere Röntgenaufnahme zeigt einen unauffälligen Befund.

Pathophysiologie

Kollabieren Lungenbläschen, ohne sich wieder zu entfalten, führt dies zu Atelektase. Die Ursachen dafür sind zahlreich: **Obstruktion, mangelndes oberflächenentspannendes Agens,** Kompression des Lungengewebes durch eine angrenzende Raumforderung, einen Erguss oder **Hypoventilation.** Die postoperative Gabe von Narkotika, Schmerzen und mangelnde Mobilisation haben eine Verschlimmerung der Hypoventilation zur Folge. Dieser Patient ist zusätzlich übergewichtig, was eine weitere Ursache für Hypoventilation ist. Die Pathophysiologie ist nicht völlig geklärt. Es ist jedoch bekannt, dass die Atelektase ursächlich für erhöhte Temperatur ist. Eine Atelektase kann auf mikroskopischer Ebene auftreten, aber auch die gesamte Lunge involvieren.

Diagnose und Therapie

Die Atelektase ist die **häufigste Ursache für postoperatives Fieber während der ersten 24 Stunden** nach einem chirurgischen Eingriff. Meistens kommt es nur zu leichtem Fieber (< 38,5 °C). Eine Darstellung im Röntgen-Thorax ist nicht immer möglich. Bei der körperlichen Untersuchung fallen Rasselgeräusche in den **abhängigen** Bereichen auf, klassischerweise über den Basen der Lungenflügel, ausgenommen bei einer spezifischen obstruktiven Läsion (z. B. Tumor, Fremdkörper) in anderen Bereichen der Lunge. Meisten verschwinden diese Rasselgeräusche jedoch mit dem Abhusten.
Die beste Therapie ist **Prävention. Frühe Mobilisation, anregende Atemübungen, konstantes Abhusten, minimaler Einsatz von Narkotika** und **Einstellen des Rauchens vor der Operation** können das Risiko einer postoperativen Atelektase verringern.

Gut zu wissen

Eine Atelektase kann eine Prädisposition für die Entwicklung einer Pneumonie darstellen. Häufig tritt eine Atelektase bei Asthmatikern und Patienten mit Emphysembronchitis auf. Im postoperativen Verlauf ist Atelektase häufig eine **Ausschlussdiagnose.** Folgende Untersuchungen sollten durchgeführt werden: Urinanalyse, großes Blutbild, Röntgen-Thorax, sowie Urin-, Sputum- und/oder Blutkulturen der entsprechenden Patienten. Die Operationswunde sollte genau inspiziert werden. Eine tiefe Venenthrombose und medikamenteninduziertes Fieber sind andere potentielle Ursachen für postoperativ auftretendes Fieber.
Manche nutzen die im englischen Sprachraum gebräuchlichen **5 Ws** als Gedächtnisstütze für die häufigsten Ursachen für postoperativ auftretendes Fieber: „wind" (Atelektase/Pneumonie), „water" (Harnwegsinfektion), „walk" (tiefe Venenthrombose), „wound" (Wundinfektion) und „weird drugs" (medikamenteninduziertes Fieber).

Chirurgie

Fall 10

Anamnese

Bei einem 25-jährigen Mann wurde vor 3 Tagen eine Appendektomie durchgeführt. Er zeigt nun psychische Auffälligkeiten. Der postoperative Verlauf war allgemein unauffällig, er litt jedoch an starken Schmerzen, die eine 24-stündige Abdeckung mit Pethidin erforderlich machten. Bei diesem Patienten verursachte Pethidin starke Übelkeit, sodass ihm zusätzlich Metoclopramid verabreicht wurde. Aufgrund der Übelkeit erfolgte keine Nahrungsaufnahme, sodass zusätzlich halbphysiologische Kochsalzlösung mit 5% Glucose verabreicht wurde.

Körperliche Untersuchung

T: 37 °C   RR: 116/76   AF: 14/min.   P: 84/min.

Der Patient ist desorientiert, konfus und lethargisch. Zu Zeit und Ort kann er keine klare Aussage machen. Das Abdomen ist weich mit minimaler Schmerzhaftigkeit im Bereich der Operationswunde, die sauber, trocken und intakt ist. Die Lungengeräusche sind rein, die übrige Untersuchung ist unauffällig. Der Patient erscheint nicht dehydriert, es finden sich keine peripheren Ödeme. Pulsoximetrie bei Raumluft 98%.

Labor

Hb: 15 g/dl
Leukozyten: 8100/µl
Na: 122 mmol/l
K: 3,4 mmol/l
Cl: 99 mmol/l
Harnstoff N: 6 mg/dl
Creatinin: 0,6 mg/l
Glucose: 84 mg/dl
Harnsäure: 2 mg/dl
Gesamt-Protein: 5,8 g/dl
Urinstatus: Blut, Protein, Glucose, Bakterien, Leukozyten: alle negativ. Hohe Natriumkonzentration und Urin-Osmolarität.

Diagnose   Hyponatriämie

Bei diesem Patienten ist die Hyponatriämie (Salzmangel) wohl eine Folge der Kombination von exzessiver ADH-Sekretion und exzessiver Flüssigkeitszufuhr.

Pathophysiologie

Hyponatriämie hat verschiedene Ursachen. Als Erstes sollten **Hyperglykämie** und **ausgeprägte Hyperproteinämie** als Pseudoursache ausgeschlossen werden. Danach sollte der Volumenstatus bestimmt werden. Es gibt drei Typen der Hyponatriämie: **hypervolämische** (z.B. Herz- oder Nierenversagen), **isovolämische** (z.B. Syndrom einer inadequaten ADH-Sekretion SIADH = Schwartz-Bartter-Syndrom) und **hypovolämische** Hyponatriämie (z.B. Dehydration, Diuretika).
Dehydration, Hypernatriämie, Postaggressionsstoffwechsel (hier Zustand nach OP), **Schmerzen, Übelkeit, Narkotika,** Schädeltrauma, Meningitis, pulmonale Infektionen, **Neoplasien** (klassisch das kleinzellige Bronchialkarzinom) und Medikamente (z.B. trizyklische Antidepressiva, Carbamazepin) können die ADH-Ausscheidung stimulieren.

Diagnose und Therapie

Symptome der Hyponatriämie sind **Konfusion, Lethargie, Desorientierung/Veränderung des Mentalstatus,** Anorexie, **Krampfanfälle,** Muskelkrämpfe und Koma.
In Fällen von SIADH ist das Volumen normal, die Serum-Osmolarität ist niedrig, Urin-Natriumkonzentration und Urin-Osmolarität sind hoch (was „inadäquat" ist). Die Serum-Osmolarität kann wie folgt abgeschätzt werden:

$$2(Na) + (Glucose/18) + (Harnstoff N/2,5)$$

Es sollte sich ein Wert von 280–300 ergeben. Bei diesem Patienten beträgt der Wert ca. 250.
Die Therapie der Hyponatriämie ist von Ursache und Schweregrad abhängig. In leichten bis mittelschweren Fällen mit Hyper- oder Isovolämie (am häufigsten) wird die **Wasserzufuhr begrenzt.** Bei Patienten mit Hypovolämie wird **isotone Kochsalzlösung** verabreicht. Der Natriumspiegel sollte *langsam* korrigiert werden, um einer **zentralen pontinen Myelinolyse** (einer seltenen Störung, die eine Schwellung des Hirnstamms, Koma und Tod verursachen kann) vorzubeugen. **Hypertonische Kochsalzlösung ist zu vermeiden,** wobei Krampfanfälle als Folge einer ausgeprägten Hyponatriämie den kurzzeitigen Einsatz erforderlich machen können.
Falls beim SIADH eine Begrenzung der Wasserzufuhr erfolglos bleibt, wird gelegentlich **Demeclocyclin** (in D nicht im Handel) eingesetzt. Demeclocyclin löst einen partiellen nephrogenen Diabetes insipidus aus (die Nieren sprechen nicht mehr auf ADH an) und verursacht dadurch einen Rückgang der Hyponatriämie.

Gut zu wissen

Postoperativ ist auf eine regelmäßige Kontrolle der Elektrolyte zu achten, dieses gilt besonders, wenn kontinuierlich i.v.-Flüssigkeiten verabreicht werden.
Das kleinzellige Bronchialkarzinom ist eine gern gefragte Ursache eines SIADH (paraneoplastisches SIADH).

Chirurgie

Fall 11

Anamnese

Eine 29-jährige Frau leidet an blutigen Diarrhöen, abdominellen Schmerzen, Unwohlsein, Gelenkschmerzen und Müdigkeit. Sie berichtet, dass die wässrigen Diarrhöen vor ca. einer Woche einsetzten und sich progressiv verschlimmerten. Gestern bemerkte sie Blutbeimengungen im Stuhl. In der vergangenen Nacht setzten die nun als stark empfundenen abdominellen Schmerzen ein, so dass sie aufgrund der zunehmenden Schmerzen heute vorstellig wird. Außerdem hat sie das Gefühl, Fieber zu haben. Es besteht keine regelmäßige Medikamenteneinnahme, Antibiotika wurden in der letzten Zeit nicht eingenommen. Die Patientin hat jedoch hohe Dosen frei verkäuflicher Antidiarrhoika eingenommen.

Körperliche Untersuchung

T: 39,2 °C   RR: 108/76   AF: 18/min.   P: 124/min.
Die Patientin erscheint akut erkrankt, die Skleren sind blass. Die Lungen sind bei der Auskultation rein. Das Abdomen ist leicht gebläht und diffus schmerzhaft mit Abwehrspannung und leicht zunehmendem Druckschmerz. Bei der rektalen Untersuchung makroskopischer Nachweis von Blut und Schleim.

Labor/weitere Untersuchungen

Hb: 10 g/dl
MCV: 89 µm^3
Ferritin: 420 µg/l
Leukozyten: 25 100/µl
Na: 137 mmol/l
K: 3,4 mmol/l
Cl: 99 mmol/l
Harnstoff N: 16 mg/dl
Creatinin: 1 mg/dl
Glucose: 84 mg/dl
Stuhlabstrich und Gramfärbung: Ova, Parasiten, pathologische Bakterien: alle negativ. Zahllose Leukozyten und Erythrozyten.
Röntgen: s. Abb. 11.1

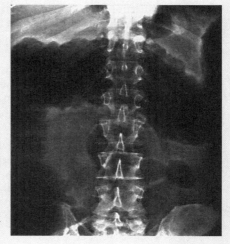

Abb. 11.1: Röntgen.
Aus: Katz, D.S./Math, K.R./Groskin, S.A. (eds.): Radiology Secrets. Philadelphia, Hanley & Belfus, Inc., 1998, pp. 149–153; mit Genehmigung.

Diagnose: Colitis ulcerosa mit toxischem Megakolon

Die Röntgenaufnahme zeigt den charakteristisch **dilatierten Dickdarm** eines Megakolons.

Pathophysiologie

Colitis ulcerosa ist eine autoimmune/entzündliche Erkrankung unklarer Ätiologie. Bei ca. einem Drittel der Patienten sind entzündliche Darmerkrankungen **familienanamnestisch** nachweisbar. Die klassische Form dieser Erkrankung ist der Befall der Oberfläche und Schleimhaut des Darms, im Rektum beginnend und sich nach proximal ausbreitend. Assoziierte Erkrankungen sind **Arthritis, Uveitis,** Sacroileitis, **sklerosierende Cholangitis** (kann später zu einem Cholangiokarzinom führen), **Erythema nodosum,** Pyoderma gangränosum und das **Kolonkarzinom** (das Risiko nimmt mit Schwere und Dauer der Erkrankung zu).
Das toxische Megakolon ist eine klassische Komplikation bei Colitis ulcerosa oder pseudomembranöser Colitis. Es kommt zu einem Dickdarmileus mit massiver Dilatation, der zur Darmperforation, Sepsis und letztendlich zum Tod führen kann.

Diagnose und Therapie

Klassische Symptome/Zeichen einer Colitis ulcerosa sind leichtes **Fieber** und **Leukozytose, chronische Anämie, blutige Diarrhöen** (häufig mit **Schleimauflagerungen**), Tenesmen, **abdominelle Schmerzen** mit Allgemeinsymptomen, **wie Müdigkeit, Unwohlsein, Gewichtsverlust,** sowie Manifestionen der o.g. assoziierten Erkrankungen. Normalerweise wird die Diagnose mittels Sigmoidoskopie und Biopsie gestellt. In der Therapie werden Entzündungshemmer (z.B. 5-ASA, Sulfasalazin) und Immunsuppressiva (Kortikosteroide, Azathioprin) sowie als unterstützende Maßnahmen Schonung des Darmes und i.v.-Flüssigkeitsgabe eingesetzt. In schweren Fällen kann kurativ eine **Proktokolektomie** mit ileoanaler Anastomose durchgeführt werden, jedoch können Uveitis und andere Manifestationen auch nach chirurgischer Therapie fortbestehen.
Das toxische Megakolon verursacht **hohes Fieber,** Kolonileus mit massiver **Dilatation** (> 6 cm) und **peritoneale Zeichen.** Hierbei handelt es sich um einen medizinischen und oft auch chirurgischen Notfall, **für den Antidiarrhoika ursächlich sein können.** Der Patient muss über eine Sonde ernährt und mit i.v.-Flüssigkeitssubstitution und Antibiose versorgt werden. Sollte eine Perforation (radiologischer Nachweis von freier Luft) oder eine progrediente Peritonitis auftreten, so wird allgemein eine subtotale Kolektomie mit Ileostomie als Präventivmaßnahme hinsichtlich einer Sepsis mit möglicher Todesfolge durchgeführt.

Gut zu wissen

Aufgrund des hohen Risikos für die Entwicklung eines Kolonkarzinoms ist nach einem langjährigen Krankheitsverlauf die Durchführung einer Proktokolektomie anzuraten. Wird von einem chirurgischen Eingriff Abstand genommen, so sind regelmäßige Kontroll-Koloskopien zur frühzeitigen Dysplasie- und Krebserkennung indiziert.
Die Colitis ulcerosa kann in leichten oder schweren Schüben verlaufen. Ein toxisches Megakolon tritt zwar selten auf, es ist jedoch wichtig, dieses zu erkennen.
Bei der Anämie des Patienten mit erhöhtem Ferritin bei normalem korpuskulärem Volumen handelt es sich am ehesten um eine Entzündungsanämie.

Chirurgie

Fall 12

Anamnese

Ein 34-jähriger Mann, der über viele Jahre an schwerem, steroidpflichtigem Asthma leidet, unterzog sich einer elektiven Herniotomie. Postoperativ wurde dem Patienten als Schmerzmedikation Morphin in geringen Dosen verabreicht. Perioperativ wurde keine andere Medikation gegeben. Der Patient fühlt sich schwach und wird zwecks Observation über Nacht aufgenommen, obwohl eigentlich eine ambulante Durchführung des Eingriffs geplant war. Peri- und postoperativ wurde dem Patienten eine isotone Kochsalzlösung verabreicht. Im Verlauf der Nacht tritt eine Hypotonie auf und der Patient verhält sich seltsam.

Körperliche Untersuchung

T: 35,4 °C   RR: 84/46   AF: 28/min.   P: 126/min.
Der Patient scheint an akuter Atemnot zu leiden und ist desorientiert. Die Schleimhäute sind trocken. Die Thoraxuntersuchung ist bis auf eine Tachykardie unauffällig, die V. jugularis ist nicht gestaut. Der Patient klagt über generalisierte Schmerzen im Bereich des Abdomens, aber bei Palpation findet sich nur eine leichte Schmerzhaftigkeit im Bereich der Operationswunde, keine Abwehrspannung, kein Druckschmerz. Die Pulse an allen vier Extremitäten sind nur schwach tastbar. Nach Gabe einer 1-l-Bolus-Kochsalzlösung ist kein Anstieg des Blutdrucks zu verzeichnen. Auch die Gabe einer zweiten 1-l-Bolus-Kochsalzlösung bringt keine Verbesserung, und der Zustand des Patienten scheint sich zu verschlechtern.

Labor/weitere Untersuchungen

Hb: 18 g/dl
Leukozyten: 9100/µl
Na: 126 mmol/l
Cl: 101 mmol/l
pCO_2 (venös): 30 mmHg
K: 5,2 mmol/l
PaO_2: 106 mmHg
pH: 7,18
Harnstoff N: 28 mg/dl
Creatinin: 1,2 mg/dl
Glucose: 44 mg/dl
Urinstatus: Bakterien, Leukozyten, Glucose, Protein: alle negativ.
Röntgen-Thorax: unauffällig

Diagnose   Akute Nebenniereninsuffizienz

In diesem Fall wurde die akute Nebenniereninsuffizienz durch den operationsassoziierten Stress und die langjährige Steroideinnahme ausgelöst.

Pathophysiologie

Bei jedem Patienten, der für **länger als 2 Wochen** pharmakologische Dosen systemischer Steroide eingenommen hat, kann es **bis zu einem Jahr** nach Einnahme zu Problemen mit der körpereigenen Steroidproduktion in einer Stresssituation (z.B. Operationen, Infektionen) kommen. Ursächlich ist möglicherweise eine unzureichende ACTH-Sekretion oder eine Nebennierenatrophie. Um einer akuten Nebenniereninsuffizienz vorzubeugen, sollte diesen Patienten perioperativ **substituierend Steroide** verabreicht werden.

Diagnose und Therapie

Klassische Symptome/Zeichen einer akuten Nebenniereninsuffizienz sind eine leichte **Hyperkaliämie** und **Hyponatriämie** (da die Aldosteron-Sekretion normalerweise nicht beeinträchtigt ist, wird der Elektrolythaushalt bis zu einen gewissen Grad aufrechterhalten), **ausgeprägte Schwäche/Müdigkeit, abdominelle Schmerzen, Hypotonus** (möglicherweise mit rapidem Progress bis zu Kreislaufkollaps und Schock), **Hypoglykämie** (ein bedrohlicher Befund in dieser Konstellation, der zu Veränderungen des mentalen Status beiträgt), Hyper- oder **Hypothermie** und **Azotämie**. Aufgrund des Kortikosteroidmangels steigt der Blutdruck nach i.v.-Flüssigkeitsgabe nicht an. In dieser Konstellation ist bei einem Patienten mit „schwerem Asthma" anamnestisch von einer Steroideinnahme auszugehen.
In dieser Situation ist die i.v.-Gabe von Kortikosteroiden und dextrosehaltiger Kochsalzlösung *vor* **Bestätigung der Diagnose** einzuleiten, um einem letalen Ausgang vorzubeugen. Generell wird vor Einleitung der Therapie Blut für einen **Serum-Kortisolspiegel** abgenommen, allerdings kann es vorkommen, dass nicht genug Zeit verbleibt, das Ergebnis abzuwarten (wie in diesem Fall). In leichten Fällen ist ein **ACTH-Stimulationstest** Goldstandard der Diagnose (keine Kortisolerhöhung nach ACTH-Gabe).

Gut zu wissen

Bei Frauen mit schwerer postpartaler Blutung ist auf die Entwicklung einer sekundären NNR-Insuffizienz zu achten (sog. **Sheehan-Syndrom** durch hypophysäre Schädigung), bei Patienten mit **Vitiligo** oder **perniziöser Anämie** auf eine primäre NNR-Insuffizienz, einen sog. **M. Addison** (Assoziation zwischen M. Addison, Vitiligo u.a. Autoimmunkrankheiten). Es wird angenommen, dass eine **Hyperpigmentierung der Haut,** die nur mit der primären NNR-Insuffizienz auftritt, durch eine erhöhte ACTH-Sekretion und somit ebenfalls erhöhte MSH-Freisetzung (melanozytenstimulierendes Hormon; MSH und ACTH werden von demselben Gen kodiert) verursacht wird.

Chirurgie

Anamnese

Ein 52-jähriger Patient, der raucht und Kaffee trinkt, stellt sich zu einer Kontrolluntersuchung vor. Der Patient wurde aufgrund einer gastroösophagealen Refluxkrankheit (GERD, gastro-esophageal reflux disease) behandelt, die vor Monaten durch eine Röntgen-Schluckuntersuchung diagnostiziert wurde. Die initiale konservative Therapie und Antazidum brachten keine Besserung der Symptomatik, und es wurde versuchsweise für 3 Monate eine Therapie mit Omeprazol begonnen. Nach einem Monat zeigte sich noch keine Besserung der Symptomatik, daher wird der Patient zur Durchführung einer Endoskopie überwiesen. Die während der endoskopischen Untersuchung entnommene Biopsie aus dem distalen Ösophagus zeigt unauffällig erscheinende zylindrische Epithelzellen. Zu der Zeit wurde Omeprazol in hohen Dosen verabreicht.

Bei der heutigen Vorstellung berichtet der Patient, dass er nur eine leichte Verbesserung spürt und dass pro Woche immer noch mehrfach starkes Sodbrennen auftritt. Die einzige andere Medikation, die der Patient einnimmt, ist Diphenhydramin gegen „Allergien". Er fragt nun nach anderen therapeutischen Optionen.

Körperliche Untersuchung

T: 36,8 °C   RR: 132/86   AF: 14/min.   P: 74/min.

Der Patient ist übergewichtig, im Stuhl findet sich okkultes Blut, obwohl eine vor 2 Monaten durchgeführte Röntgen-Schluckuntersuchung und eine Sigmoidoskopie unauffällig waren. Die übrige Untersuchung ist unauffällig.

EKG: Normaler Sinusrhythmus, keine pathologischen Auffälligkeiten.

Labor/weitere Untersuchungen

Hb: 15 g/dl
Glucose: 84 mg/dl
Röntgen-Schluckuntersuchung: s. Abb. 13.1.

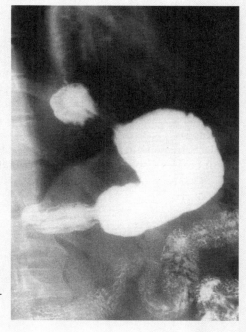

Abb. 13.1: Röntgen-Schluckuntersuchung.
Aus: Yakuboff, K.P.: The esophagus. In: James, E.C./Corry, R.J./Perry Jr, J.F. (eds.): Principles of Basic Surgical Practice. Philadelphia, Hanley & Belfus, Inc., 1987, pp. 201–223; mit Genehmigung.

Diagnose: Therapierefraktäre gastroösophageale Refluxkrankheit mit Barrett-Ösophagus

Die Röntgen-Schluckuntersuchung zeigt eine Hiatus-Gleithernie, die allgemein mit einer gastroösophagealen Refluxkrankheit assoziiert ist.

Pathophysiologie

Der gastroösophageale Reflux ist eine häufig auftretende Erkrankung, von der angenommen wird, dass eine **intermittierende Relaxation des unteren ösophagealen Sphinkter** ursächlich ist. Als Folge kommt es zu einem Reflux von Magensäure in den Ösophagus und zeitweise bis in den Mund. Ein chronischer oder ausgeprägter Reflux kann zu einer **Ösophagitis** (wahrscheinlich die Ursache des **hämopositiven Stuhls** bei diesem Patienten), **Ösophagusstriktur** und/oder Barrett-Metaplasie (normales Plattenepithel im distalen Ösophagus wird zylindrisch) führen. Gastroösophagealer Reflux kann aufgrund aspirierten Mageninhalts auch ursächlich sein für Asthma-ähnliche Symptome und rezidivierende Lungenentzündung. Eine **Hiatushernie** ist zwar klassischerweise mit einem gastroösophagealen Reflux assoziiert, die Mehrzahl der Patienten ist aber asymptomatisch.

Diagnose und Therapie

Sodbrennen ist das klassische Symptom des gastroösophagealen Reflux. Andere Symptome/Zeichen sind **Regurgitieren** des Mageninhalts, atypische **Brustschmerzen, Heiserkeit, Dysphagie** (häufig ein Indikator für Ösophagitis oder Ösophagusstriktur), Giemen und rezidivierende Lungenentzündung.
Die Diagnose wird mittels Röntgen-Schluckuntersuchung (wenig aussagekräftig, aber preiswert), Endoskopie oder pH-Metrie (Goldstandard) gestellt. Da der gastroösophageale Reflux eine sehr häufige Krankheit ist, werden die Symptome bei der Mehrzahl der Patienten anfangs empirisch behandelt und eine weiterführende Diagnostik wird erst nach erfolgloser Therapie in Erwägung gezogen.
Die konservativen Maßnahmen sind erhöhte Lagerung des Kopfes im Bett, Einnahme von Antazida, Vermeidung **von Zigaretten, Alkohol, Kaffee, fetten Speisen,** Schokolade und **Anticholinergika** (z. B. Diphenhydramin, welches der Patient in diesem Fall einnimmt). Beim zweiten Schritt werden H2-Rezeptor-Blocker und Protonenpumpenhemmer eingesetzt, deren Einsatz sich bei den meisten Patienten als wirksam erweist. Die chirurgische Therapie (**Fundoplikatio nach Nissen**) wird nur in Erwägung gezogen, wenn alle anderen Mittel erfolglos bleiben.
Bei Patienten mit einem Barrett-Ösophagus besteht ein **erhöhtes Risiko für ein Adenokarzinom des Ösophagus,** so dass **regelmäßige endoskopische Kontrollen** mit Biopsie angezeigt sind, um so eine Malignität im frühen und oft heilbaren Stadium diagnostizieren zu können.

Gut zu wissen

Wann immer es sinnvoll erscheint, sollten vor einer medikamentösen Therapie konservative Maßnahmen in Erwägung gezogen werden.

Chirurgie

Anamnese

Eine 39-jährige Krankenschwester stellt sich mit Episoden von Kopfschmerzen, Schwäche, Konfusion, Sehstörungen, Angstzuständen und nachfolgender Ohnmacht vor. Sie berichtet, dass diese „Anfälle" vor 2 Wochen begonnen hätten und insgesamt fünfmal aufgetreten seien. Eine Kollegin, die während einer Episode zugegen war, ermittelte nach Angaben der Patientin derzeit einen Glucose-Wert von 40 mg/dl.
Die Patientin verhält sich theatralisch und berichtet sehr detailliert über ihr Leiden und ihre Ängste. Der Vater leide an einem insulinpflichtigen Diabetes, sie selbst verneint das Vorliegen eines Diabetes in ihrem Fall. Eine regelmäßige Medikamenteneinnahme wird nicht angegeben, die Patientin trinkt bei sehr seltenen Gelegenheiten ein oder zwei Bier in Gesellschaft.

Körperliche Untersuchung

T: 36,8 °C   RR: 118/70   AF: 12/min.   P: 74/min.
Die körperliche Untersuchung ist unauffällig. Während Sie mit der Patientin über ihre Tätigkeit im örtlichen Krankenhaus sprechen, sagt sie, dass ein „Anfall" beginnen würde. Sie wird konfus und lethargisch, dann ohnmächtig und lässt ihre Tasche fallen. Sie flößen ihr Orangensaft ein, woraufhin sie sich besser fühlt. Danach erfolgt eine Blutabnahme. Ihnen fällt eine Insulinspritze auf, die aus der Handtasche der Patientin gefallen ist. Sie sagt, dass die Spritze für ihren Vater sei, mit dem sie zusammen lebe und den sie versorge.

Labor/weitere Untersuchungen

Glucose: 38 mg/dl
Insulin-Spiegel: 68 µU/ml
C-Peptid-Spiegel: 3,2 nmol/l
Sulfonyl-Harnstoff-Screening: negativ

Diagnose Inselzelladenom

Pathophysiologie

Dieser Inselzelltumor (Tumor der Beta-Zellen) des Pankreas sezerniert unabhängig von physiologischen Kontrollen Insulin und kann somit Symptome einer Hypoglykämie hervorrufen. Primär handelt es sich hierbei um einen benignen Tumor mit einer Malignitätsrate von 10–20 % bei Diagnose.

Diagnose und Therapie

Die sog. **Whipple-Trias** fasst die klassischen Befunde zusammen: (1) **Hypoglykämie** (Norm < 40 nüchtern oder bei Belastung), (2) **Reproduktion der Symptome** während glykämischer Episoden und (3) **Besserung der Symptome** durch Gabe von Kohlenhydraten.
In diesem Fall ist als Differentialdiagnose die gezielte **Vortäuschung der Erkrankung** in Erwägung zu ziehen (sog. Hypoglycaemia factitia), wobei durch Eigenapplikation von Medikamenten eine Hypoglykämie vorgetäuscht wird. Diese Patientin passt in dieses klassische Profil: **Tätigkeit in einem Pflegeberuf, theatralisches („histrionisches") Verhalten** und Mitführen einer Insulinspritze, die nicht die ihrige ist.
Bei einer vorgespielten Erkrankung fällt jedoch entweder ein **positives Sulfonyl-Harnstoff-Screening** oder ein **niedriger C-Peptid-Spiegel** auf. C-Peptide, die gleichzeitig mit Insulin vom Pankreas sezerniert werden, sind in den handelsüblichen Insulinpräparaten nicht enthalten. Daher zeigen sich bei exogener Insulin-Applikation erniedrigte, beim Vorliegen eines Inselzelladenoms jedoch **erhöhte** C-Peptid-Spiegel. In diesem Szenario wären aufgrund der durch Sulfonyl-Harnstoff stimulierten Sekretion endogenen Insulins auch erhöhte C-Peptid-Spiegel nachweisbar.
Nach labor-chemischer Sicherung der Diagnose eines Inselzelladenoms ist die Lokalisierung des Tumors mittels **Sonographie oder CT-Abdomen** nur in $2/3$ der Patienten möglich, da diese Tumoren oft nur eine geringe Größe haben. Bei sehr kleinen Tumoren ist eine intraoperativ durchgeführte Sonographie bis zu einem gewissen Grad erfolgreich. In den meisten Fällen erweist sich die **chirurgische Resektion** als kurativ.

Gut zu wissen

Pankreatische Inselzelltumoren können im Rahmen eines **multiplen endokrinen Neoplasie-(MEN)-Syndroms Typ I** auftreten.
Ein Inselzelladenom und eine vorgetäuschte Erkrankung (absichtlich oder unabsichtlich herbeigeführt) sind seltene Ursachen für eine Hypoglykämie. Hingegen wird eine Hypoglykämie häufig durch **Alkohol, Diabetes-Medikation** (versehentliche, nicht absichtliche Applikation), Aspirin-Überdosis, Leberversagen, Hypopituitarismus/ausgeprägte Nebenniereninsuffizienz und Endotoxinschock hervorgerufen. Ein klassischer Fall ist auch **das Neugeborene einer Diabetikerin,** das aufgrund der bei der Mutter vorliegenden Hyperglykämie pränatal eine Inselzellhypertrophie entwickelt. Die Geburt beendet diese hyperglykämische Situation, die hypertrophierten Inselzellen produzieren jedoch weiterhin große Mengen an Insulin, was eine Hypoglykämie zur Folge hat.

Chirurgie

Fall 15

Anamnese

Eine 26-jährige Patientin klagt über dumpfe, relativ konstante abdominelle Schmerzen. Sie berichtet, dass die Schmerzen vor 4 Wochen begonnen und konstant an Intensität zugenommen hätten. Sie verneint das Auftreten von Ikterus oder Fieber, ein Zusammenhang zwischen dem Einsetzen der Schmerzen und der Nahrungsaufnahme bestünde nicht. In der Vorgeschichte keine signifikanten Auffälligkeiten. Außer einem Kontrazeptivum nimmt sie keine Medikamente ein, raucht und trinkt nicht.

Körperliche Untersuchung

T: 36,8 °C   RR: 118/70   AF: 12/min.   P: 64/min.
Die Patientin macht einen athletischen Eindruck ohne Hinweis auf akute Schmerzen. Kein Sklerenikterus, keine Blässe. Thorax und Brust sind unauffällig. Bei Palpation leichte Schmerzhaftigkeit im rechten oberen Quadranten. Laut Patientin entspricht dieses den zuvor geschilderten Schmerzen. Kein Murphy-Zeichen. Es finden sich keine weiteren Auffälligkeiten.

Labor/weitere Untersuchungen

Hb: 14 g/dl
Leukozyten: 5900/µl
GOT: 16 U/l
GPT: 10 U/l
Gesamt-Bilirubin: 0,4 mg/dl
Alkalische Phosphatase: 22 U/l
Creatinin: 0,7 mg/dl
Urin-Schwangerschaftstest: negativ
Amylase: 60 U/l
CT: s. Abb. 15.1.

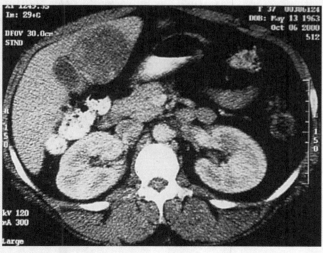

Abb. 15.1: CT.

Diagnose Leberadenom

Im CT Nachweis eines hypodensen, gut umschriebenen Rundherds im linken Leberlappen, neben der Gallenblase gelegen (Lage der Gallenblase gleich links vom Tumor).

Pathophysiologie

Das Leberadenom, ein benigner Lebertumor mit nur sehr geringem Malignitätspotential ist an sich ein seltener, jedoch neben dem Hämangion der häufigste gutartige Lebertumor. Es besteht eine signifikante Assoziation mit der **Einnahme oraler Kontrazeptiva,** daher tritt das Leberadenom am häufigsten bei **Frauen im gebärfähigen** Alter auf.

Diagnose und Therapie

Dieser Tumor hat hauptsächlich aufgrund der damit verbundenen potentiellen Symptome wie **Schmerzen** und mögliche **Blutung** Signifikanz. Er kann zu einer beträchtlichen Größe heranwachsen und auch eine Hepatomegalie verursachen. Die Diagnose wird mittels **Sonographie** oder **CT** gestellt. Aufgrund des jungen Alters bei Präsentation und der Assoziation mit der Einnahme oraler Kontrazeptiva ergibt sich in vielen Fällen klinisch/epidemiologisch eine Diagnose, obwohl das Bild des Leberadenoms manchmal dem des hepatozellulären Karzinoms ähnelt.
Wird nebenbefundlich ein Leberadenom diagnostiziert, erfolgt generell eine konservative Therapie, das **Kontrazeptivum wird abgesetzt.** Häufig ist hiermit ein Tumorregress, in einigen Fällen bis hin zur kompletten Rückbildung des Tumors, zu erzielen, welches durch Verlaufskontrollen mittels Sonographie oder CT zu sichern ist.
Bei symptomatischen und nicht auf die konservative Therapie ansprechenden Leberadenomen ist wegen des Risikos einer **spontanen, möglicherweise massiven Blutung** eine Resektion indiziert. Das **Risiko einer malignen Transformation** ist nur als gering einzuschätzen, sollte aber nicht völlig außer Acht gelassen werden.

Gut zu wissen

Die Einnahme oraler Kontrazeptiva erhöht das Risiko zur Entwicklung vieler anderer hepatobiliärer Erkrankungen wie z. B. **Cholezystolithiasis, Cholestase** (verursacht Ikterus/erhöhte Bilirubinwerte) und Lebervenenthrombose (**Budd-Chiari Syndrom**). Nicht zu vergessen ist, dass das Vorliegen einer aktiven Lebererkrankung und/oder von erhöhten Leberwerten eine **Kontraindikation** für die Einnahme von Kontrazeptiva darstellt.

Chirurgie

Fall 16

Anamnese

Eine 79-jährige, demente Patientin aus einem Pflegeheim wird mit abdominellen Schmerzen und Erbrechen in die Notaufnahme gebracht. Sie gibt an, dass die Schmerzen in der vergangenen Nacht begonnen und sich rasch verschlimmert hätten. Heute morgen habe zusätzlich Erbrechen eingesetzt und ihr Bauch sei „angeschwollen". Stuhlgang habe sie seit gestern Nacht nicht gehabt. In der Anamnese sind ausgeprägte Arthrose und Obstipation bemerkenswert. Die Medikation besteht aus Paracetamol und zahlreichen Laxanzien.

Körperliche Untersuchung

T: 37,8 °C   RR: 132/76   AF: 20/min.   P: 112/min.
Sehr schlanke Patientin in reduziertem Allgemein- und Ernährungszustand mit offensichtlichen Schmerzen und leichter Tachypnoe. Bei der Untersuchung findet sich ein geblähtes Abdomen mit tympanischem Klopfschall bei Perkussion, auffällig hohen, metallischen Darmgeräuschen und peristaltischen Wellen. Diffuser Schmerz bei Palpation, mit Abwehrspannung, weder Loslassschmerz noch andere peritoneale Zeichen. Pulsoximetrie bei Raumluft 96 %.

Labor/weitere Untersuchungen

Hb: 14 g/dl
Leukozyten: 10 900/µl
Lipase: 6 U/dl
Röntgen-Abdomen nativ und mit Kontrastmittel: siehe Abb. 16.1 und 16.2.

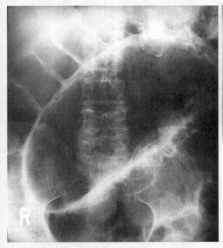 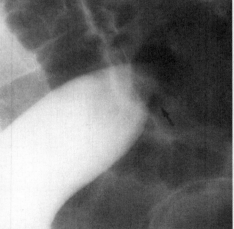

Abb. 16.1: Röntgen-Abdomen nativ.

Abb. 16.2: Röntgen-Abdomen mit Kontrastmittel.

Beide aus: Katz, D.S./Math, K.R./Groskin. S.A. (eds.): Radiology Secrets. Philadelphia, Hanley & Belfus, Inc., 1998, pp. 117–124; mit Genehmigung.

Diagnose Sigmavolvulus

Die Röntgen-Übersichtsaufnahme zeigt die klassische Kaffeebohnen-Form der verdrehten Sigmaschlinge. Zusammen mit der Anamnese und dem Befund der körperlichen Untersuchung ergibt sich der starke Verdacht auf einen Volvulus. Eine weitere Röntgenaufnahme mit Kontrastmittel bestätigt die Verdachtsdiagnose.

Pathophysiologie

Durch eine Stiel- oder Achsendrehung eines Organs um sein Mesenterium kommt es zu einem Volvulus ventriculi (Magenvolvulus) oder Volvulus intestini (Darmverschlingung). Im Bereich des Dickdarms ist das **Sigma am häufigsten betroffen** (in 70–90 % der Fälle). Als Ursachen für einen Volvulus werden eine im Alter zunehmende Redundanz von Darm und Mesenterien sowie eine eingeschränkte Darmtätigkeit genannt. Bei einem Volvulus besteht die Gefahr eines **Strangulationsileus,** der zu verminderter Durchblutung des Darms und somit zu **Ischämie,** Nekrosen und **Perforation** des Darms führen kann.

Diagnose und Therapie

Ein Sigmavolvulus findet sich üblicherweise bei **älteren Patienten,** besonders bei solchen, die an **chronischer Obstipation** leiden.
Allgemein sind die Patienten bei Vorstellung in einem akuten Zustand mit zunehmenden **abdominellen Schmerzen, aufgetriebenem Abdomen** und **Übelkeit/Erbrechen.** Ileus und Obstipation liegen ebenfalls vor. Bei der körperlichen Untersuchung findet sich ein **schmerzhaftes Abdomen, auffällige Darmgeräusche** und **Abdominalschall** bei Perkussion. Erste native Röntgenbilder geben den Hinweis auf die Verdachtsdiagnose. Eine Röntgen-Kontrastaufnahme (z. B. Gastrografin-Einlauf) bestätigt die Diagnose.
Ist der Patient in einem stabilen Zustand ohne Anzeichen für Nekrosen oder Perforation des Darms (freie Luft, Peritonealzeichen, hohes Fieber und erhöhte Leukozytenzahl), erfolgt eine i.v.-Flüssigkeitszufuhr, Einlage einer Magensonde und **Dekompression des Kolons** mittels **Sigmoidoskop, Koloskop** oder **Rektoskop,** die in $^2/_3$ der Fälle erfolgreich ist. Nachdem sich der Patient erholt hat, kann als Präventivmaßnahme für ein Rezidiv eine elektive Sigmaresektion durchgeführt werden.
Ist eine Dekompression des Darms nicht möglich oder ist der Patient instabil mit Anzeichen von Nekrosen oder Perforation, ist eine sofortige Laparotomie mit Resektion des betroffenen Darms und eine Kolostomie indiziert.

Gut zu wissen

Bei Patienten mit einem Dickdarmileus sollte immer die Möglichkeit des Vorliegens eines **Kolonkarzinoms** in Erwägung gezogen werden.

Chirurgie

Fall 17

Anamnese

Bei einem 22-jährigen Patienten mit einem Leistenbruch ist ein elektiver Bruchpfortenverschluss geplant. Die Vorgeschichte zeigt keine besonderen Auffälligkeiten, eine Medikation besteht nicht. Der Patient gibt an, Alkohol zu trinken und „gelegentlich" Marihuana zu rauchen. Der Patient hat sich vorher noch keiner Operation unterzogen und ist recht nervös, da bei seiner Mutter vor einigen Jahren eine starke allergische Reaktion auf Narkosemittel auftrat, die beinahe zum Tode geführt hätte.
Nach Gabe von Midazolam wird der Patient in den Operationssaal gebracht. Die Narkose wird mit Halothan und Succinylcholin eingeleitet. Während der Einleitung kommt es zu ungewöhnlichen Muskelfaszikulationen bei ansonsten normalem Operationsverlauf. Gegen Ende des Eingriffs bemerkt der Anästhesist bei dem Patienten eine signifikante Temperaturerhöhung und Tachykardie unklarer Ursache. Nach Abschluss des Eingriffs erholt sich der Patient schnell und wird in den Aufwachraum verlegt.

Körperliche Untersuchung

T: 39,5 °C   RR: 112/58   AF: 12/min.   P: 122/min.
Auffällig sind die sehr heiße und fleckige Haut des Patienten sowie die rigide Muskulatur. Er ist von der Narkose relativ lethargisch und nicht in der Lage, Fragen angemessen zu beantworten. Die Lungen sind auskultatorisch rein, pathologische Herzgeräusche sind nicht zu hören.

Labor

Hb: 16 g/dl
Leukozyten: 10 900/µl
Na: 139 mmol/l
K: 5.7 mmol/l
CO_2: 16 mmol/l
CK: 2130 U/L
CK-MB: 2 %
pH: 7,27
PaO_2: 82 mmHg

Diagnose: Maligne Hyperthermie

Pathophysiologie

Maligne Hyperthermie ist eine **genetisch bedingte,** idiosynkratische Reaktion auf Inhalationsanästhetika. Sie ist eine akute Komplikation im Rahmen einer Narkose mit Ausschüttung von intrazellulärem Kalzium in Muskelzellen mit **einem defekten sarkoplasmatischen Retikulum.** Die Erhöhung des intrazellulären Kalziumspiegels führt zu Muskelkontraktionen und zur chemischen Konversion von ATP in ADP, wobei es zur **Wärmeproduktion** kommt. Die Folge ist ein fulminanter Anstieg der Körpertemperatur.

Diagnose und Therapie

Nach Gabe von Inhalationsanästhetika (z.B. **Halothan** oder **Methoxyfluran**) und/oder depolarisierenden Muskelrelaxanzien (z.B. **Suxamethoniumchlorid**) kommt es zu **in Rigidität übergehender Hyperaktivität der Skelettmuskulatur.** Weitere typische Symptome sind **hohes Fieber** (bis > 41°C) mit **überwärmter, fleckig erscheinender Haut, Tachykardie** und einer **deutlich erhöhten Creatinkinase.** Häufig weist die **Familienanamnese** auf eine Prädisposition hin.
Ohne entsprechende Gegenmaßnahmen kommt es zu Hypotonus, Lungen- und Hirnödemen, Nierenversagen, Gerinnungsstörungen, möglicherweise mit letalem Ausgang. Letztendlich ist Prävention die beste Therapie, indem die Anamnese mit großer Sorgfalt erhoben wird, auch wenn hierdurch nur ein Drittel dieser Patienten identifiziert werden kann.
Folgende Therapiemaßnahmen sind einzuleiten: **sofortige Beendigung der Narkose,** Hyperventilation mit 100% Sauerstoff, die Gabe von **Dantrolen** sowie symptomatische Maßnahmen (Kühlung, Azidosekorrektur, Heparinisierung, Gabe von Diuretika und Antiarrhythmika).
Die maligne Hyperthermie ist ein seltenes Leiden (ca. 1:30000 Fälle), aber eine akute Komplikation im Rahmen einer Narkose, die zum Tod führen kann.

Gut zu wissen

Ähnliche Symptome (hohes Fieber, erhöhte CK und Muskelrigidität) finden sich auch bei einem neuroleptischen malignen Syndrom, das durch **Psychopharmaka** hervorgerufen werden kann.

Chirurgie

Fall 18

Anamnese

Eine 39-jährige Frau stellt sich mit Diarrhöen, abdominellen Schmerzen und Fieber vor. Am Nachmittag des Vortages hätten die wässrigen und jetzt blutigen Durchfälle eingesetzt, nachfolgend hätten sich Fieber und abdominelle Schmerzen entwickelt. Diese Symptome hätten allmählich zugenommen. Nach Auftreten der ersten Anzeichen dieser Symptome habe die Patientin mit der Einnahme eines freiverkäuflichen Antidiarrhoikums begonnen. Aufgrund einer Sinusitis wurde ihr vor einer Woche eine Medikation mit Ampicillin für 14 Tage verordnet. Die übrige Anamnese ist unauffällig. Sie ist Raucherin, seit 2 Jahren besteht eine feste sexuelle Beziehung.

Körperliche Untersuchung

T: 39 °C   RR: 126/78   AF: 16/min.   P: 102/min.
Athletisch gebaute Patientin, akut erkrankt erscheinend. Unauffällige Befunde im Thoraxbereich. Im Bereich des Abdomen mäßige, diffuse Schmerzhaftigkeit, keine Abwehrspannung, kein Druckschmerz. Darmgeräusche reduziert. Bei der rektalen Untersuchung wässriger, makroskopisch blutiger Stuhl.

Labor/weitere Untersuchungen

Hb: 13 g/dl
Leukozyten: 18 900/µl
GOT: 16 U/l
Amylase: 83 U/l
Stuhluntersuchung: Kein Nachweis von pathogenen Keimen, Eiern oder Parasiten
Sigmoidoskopie: Es finden sich verstreut auf der Kolonschleimhaut mehrere gelbliche Plaques (s. Abb. 18.1).

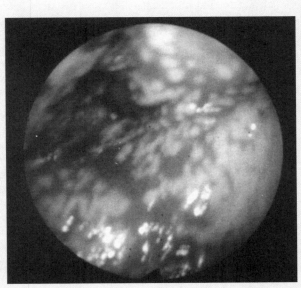

Abb. 18.1: Sigmoidoskopie.
Aus: Sahn, S.A./Heffner, J.E. (eds.): Critical care Pearls, 2nd ed. Philadelphia, Hanley & Belfus, Inc., 1998, p. 147; mit Genehmigung.

Diagnose: Antibiotika-induzierte pseudomembranöse Colitis

Die Abbildung zeigt die klassischen „Pseudomembranen", es handelt sich um gelbweiße, 1–3 mm große Plaques, die sich in typischer Weise verstreut auf der Kolonschleimhaut finden.

Pathophysiologie

Die pseudomembranöse Colitis ist eine seltene Form der Antibiotika-induzierten Kolitis. Durch **Veränderung der normalen Darmflora** kommt es zu einer Überwucherung mit *Clostridium difficile,* in deren Folge sich eine Kolitis mit den oben beschriebenen Symptomen entwickelt.

Diagnose und Therapie

Diese Erkrankung tritt bei den Patienten während oder nach Einnahme von Antibiotika, insbesondere **Clindamycin** oder **Ampicillin**, auf. In ²/₃ der Fälle entwickelt sich die Kolitis innerhalb der ersten 10 Tage nach Beginn der Antibiose, nur bei ¹/₃ der Patienten tritt die Erkrankung erst **bis zu 8 Wochen nach Einnahme von Antibiotika** auf.
Normalerweise ist das distale Kolon involviert. Die klassischen Symptome sind **wässrige, manchmal auch blutige Durchfälle, krampfartige Abdominalschmerzen, Leukozytose** und **Fieber.** Im Verlauf kann sich ein toxisches Megakolon entwickeln und in schweren Fällen kann es zur Darmperforation kommen. Der Einsatz von Antidiarrhoika sollte vermieden werden, da diese die Symptome verschlimmern können und den Zeitraum verlängern, in dem der Patient dem Toxin ausgesetzt ist.
Goldstandard für die Diagnose ist **eine endoskopische Untersuchung** mit Biopsie-Entnahme. Bei leichteren Fällen mit positivem Nachweis von *C.-difficile-***Toxin** im **Stuhl** ist dies nicht erforderlich.
Der erste Schritt in der Behandlung ist das Absetzen des Antibiotikums. Es folgt die Einleitung einer antibiotischen Therapie mit der oralen Gabe von **Metronidazol** oder in schweren Fällen **Vancomycin**, um den Keim zu eliminieren. Gegebenenfalls kann eine stationäre Aufnahme erforderlich sein. Der Einsatz von Antidiarrhoika sollte vermieden werden, um der möglichen Entwicklung eines toxischen Megakolons entgegenzuwirken.

Gut zu wissen

Allgemein ist die Ursache für ein toxisches Megakolon eine Colitis ulcerosa oder eine pseudomembranöse Colitis. Hierbei ist anzumerken, dass sich die klinischen Anzeichen beider Formen der Colitis ähneln.
Besteht die Verdachtsdiagnose einer pseudomembranösen Colitis, ist eine Kontrast-Röntgenaufnahme mit Barium kontraindiziert, da ein erhöhtes Risiko für eine Darmperforation besteht und Barium eine schwere Peritonitis verursachen kann.

Chirurgie

Fall 19

Anamnese

Eine 19-jährige Erstgebärende stellt sich in der 28. Schwangerschaftswoche mit abdominellen Schmerzen, Übelkeit und Erbrechen in der Notfallaufnahme vor. Am Vortag hätten Übelkeit und generalisierte leichte Abdominalschmerzen eingesetzt. Seit der vergangenen Nacht habe die Patientin auch mehrfach erbrochen. Sie gibt an, dass die Schmerzen nun mehr auf der rechten Seite des Abdomen lokalisiert seien. Seit gestern Nachmittag habe sie keine Nahrung zu sich genommen, sie verneint aber ein Hungergefühl und gibt an, dass die Schmerzen sich zunehmend verschlimmerten.

Körperliche Untersuchung

T: 38,5 °C   RR: 116/68   AF: 18/min.   P: 98/min.

Die Patientin erscheint akut krank und leidet offensichtlich unter Schmerzen. Sie liegt jedoch sehr still im Bett. Kein Sklerenikterus, Lungen auskultatorisch rein. Rechter Mittelbauch druckschmerzhaft mit Abwehrspannung. Darmgeräusche reduziert. Bei der rektalen Untersuchung brauner Stuhl, kein Nachweis von okkultem Blut. Keine Auffälligkeiten im Beckenbereich. Der Muttermund ist geschlossen, regelrechte Uterusgröße. Keine Ödeme an den Extremitäten, Pulse allseits tastbar.

Labor/weitere Untersuchungen

Hb: 13 g/dl
Leukozyten: 15 900/µl
GOT: 16 U/L
Gesamt-Bilirubin: 0,5 mg/dl
Amylase: 83 U/l
Creatinin: 0,6 g/dl
Harnstoff N: 8 mg/dl
Urinstatus: Negativbefunde für Glucose, Protein, Bakterien und Leukozyten.
Transvaginale Ultraschalluntersuchung: Fötus erscheint normal, Plazenta und Adnexe regelrecht.

Diagnose — Akutes Abdomen

Ursächlich für die Symptome dieser Patientin ist wahrscheinlich eine Appendizitis.

Pathophysiologie

Das akute Abdomen oder eine Appendizitis können eine Schwangerschaft komplizieren. Durch **Stuhlobstruktion** im Bereich des Wurmfortsatzes kommt es zu Bakterienproliferation, Ödemen und Ischämie des Blinddarms. Als Folge kann eine **Entzündung im Bereich des Peritoneums** mit lokalisierten Schmerzen auftreten.

Diagnose und Therapie

Im Falle dieser schwangeren Patientin muss bei dem vorliegenden klinischen Bild die Verdachtsdiagnose einer Appendizitis (oder eines akuten Abdomens) gestellt werden, da die klassischen Zeichen und Symptome auf den Progress einer Appendizitis hinweisen. Allgemein beginnt eine Appendizitis mit **Übelkeit** und generalisierten **abdominellen Schmerzen** (meistens **periumbilikal**). Im Verlauf kommt es zu **Erbrechen,** im **rechten unteren Quadranten** lokalisierte Schmerzen weisen auf einen Progress mit Entzündung im Bereich des Peritoneums hin. Druckschmerzhaftigkeit und Abwehrspannung sind Zeichen einer Peritonitis, und in diesem Fall ist eine **sofortige chirurgische Intervention** indiziert.
Während des Spätstadiums einer Schwangerschaft können die Schmerzen im rechten Mittelbauch oder im rechten oberen Quadranten anstatt im rechten unteren Quadranten lokalisiert sein, da aufgrund des wachsenden Uterus die Appendix verlagert wird.
Generell gibt es **keinen Unterschied in der Therapie** eines akuten Abdomen bei Schwangeren und Nichtschwangeren. Der Unterschied besteht in der Wahl der bildgebenden Diagnostik, da **Röntgenstrahlen** zu meiden sind. In einem Fall wie oben beschrieben ist keine bildgebende Diagnostik erforderlich – hier ist eine Laparoskopie/Laparotomie indiziert. Bei nicht eindeutiger Diagnose sollte eine **sonographische Abklärung** erfolgen.

Gut zu wissen

Während einer Schwangerschaft wird das zweite Trimenon als das „sicherste" für eine Operation angesehen. Grundsätzlich sollten jedoch elektive Eingriffe während einer Schwangerschaft *vermieden* werden.
Eine Extrauterinschwangerschaft mit Tubarruptur als Differentialdiagnose ist in diesem Fall nicht in Betracht zu ziehen, da diese im **ersten Trimenon** auftreten würde.

Chirurgie

Fall 20

Anamnese

Ein 62-jähriger Patient stellt sich mit Heiserkeit vor, die sich während der letzten Wochen entwickelt habe. Schmerzen, Fieber und Kontakt mit erkrankten Personen verneint er. In der Vorgeschichte zu vermerken sind Hypertonus, Arthritis und benigne Prostatahypertrophie. Der Patient gibt auch an, dass er als Jugendlicher aufgrund ausgeprägter Akne in Bereich von Gesicht und Hals mit einer Strahlentherapie behandelt worden sei. Vormedikation: Paracetamol und Prazosin. Kein Nikotin- oder Alkoholabusus.

Körperliche Untersuchung

T: 36,9 °C   RR: 146/88   AF: 14/min.   P: 74/min.

Es liegt eine eindeutige Heiserkeit vor. Bei Untersuchung des Halses findet sich ein solitärer, steinharter Knoten in der Schilddrüse. Der Patient berichtet, dass er diesen Knoten erstmals vor einem Monat beim Ankleiden bemerkt hätte, seitdem habe sich der Knoten relativ schnell vergrößert. Auffällig ist auch eine Lymphadenopathie mit harten, fixierten Lymphknoten in der Nähe der Schilddrüse. Die übrige Untersuchung ist unauffällig.

Labor/weitere Untersuchungen

Hb: 15 g/dl
Leukozyten: 6900/µl
Thrombozyten: 270 000/µl
Ca: 9,2 mg/dl
TSH: 2,1 mU/l
Gesamt-Thyroxin: 7 µg/dl
Schilddrüsen-Szintigraphie: s. Abb. 20.1.

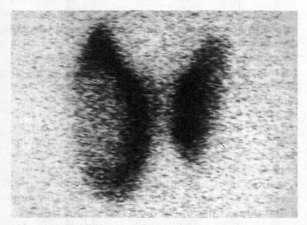

Abb. 20.1: Schilddrüsen-Szintigraphie.
Aus: Daffner, R. H.: „Overview and principles of diagnostic imaging."
In: Clinical Radiology: The Essentials, 2nd ed. Baltimore, Williams & Wilkins, 1999, pp. 1–39; mit Genehmigung.

Diagnose Schilddrüsenkarzinom

Bei diesem Patienten liegt eine Beteiligung des N. recurrens (ursächlich für die Heiserkeit) mit regionalen Lymphknotenmetastasen vor. Die Schilddrüsen-Szintigraphie zeigt einen **„kalten" Knoten** im rechten Schilddrüsenlappen.

Pathophysiologie

Sowohl gutartige als auch bösartige Schilddrüsenerkrankungen treten häufiger bei Frauen als bei Männern auf. Jedoch ist zu bemerken, dass es sich bei einem tastbaren, solitären Knoten bei einem Mann häufiger um eine Krebserkrankung handelt. Ein Schilddrüsenkarzinom tritt gehäuft bei Patienten auf, die in der Vergangenheit mit **Bestrahlung im Halsbereich** behandelt wurden.

Der am häufigsten auftretende Subtyp ist das **papilläre Karzinom,** das normalerweise nur langsam an Größe zunimmt, in regionäre Lymphknoten metastasiert und eine gute Prognose hat. Bei diesem Subtyp finden sich histologisch häufig Psammomkörper. Der zweithäufigste Typ ist das **follikuläre Karzinom.** Bei diesem Typ ist das Risiko einer Metastasierung (allgemein hämatogen) wahrscheinlicher. Das **anaplastische Karzinom** ist selten, aber sehr aggressiv. Der medulläre Subtyp leitet sich von den C-Zellen ab. Er findet sich hauptsächlich beim **MEN-Syndrom Typ II** und verursacht eine Erhöhung des **Calcitonin-Spiegels.**

Diagnose und Therapie

Knoten in der Schilddrüse sind ein häufiger, aber meist gutartiger Befund. Veränderungen der Schilddrüsenhormon-Spiegel sind fast gleichbedeutend mit einer Bestätigung, dass es sich um ein gutartiges Geschehen handelt. **Die Schilddrüsenfunktion wird nur sehr selten durch ein Schilddrüsenkarzinom beeinflusst.** Finden sich multiple Knoten, ist die Wahrscheinlichkeit noch größer, dass es sich um eine gutartige Schilddrüsenerkrankung handelt. Schilddrüsenkrebs ist oft asymptomatisch, es sei denn, es findet sich eine knotige Raumforderung direkt in der Drüse. Ein **rapides Wachstum** der Knoten ist relativ häufig. Klassisch sind **sehr harte** und solitäre Knoten. **Adenopathie** im Halsbereich und **Heiserkeit** sind Zeichen einer Metastasierung außerhalb der Schilddrüse. Knotige Veränderungen der Schilddrüse bei jungen Patienten erweisen sich häufiger als bösartig, da ein junger Mensch seltener eine gutartige Schilddrüsenerkrankung entwickelt.

Besteht die Verdachtsdiagnose eines malignen Geschehens, so sollte mittels Schilddrüsen-Szintigraphie ermittelt werden, ob es sich um einen **„heißen" Knoten** (reichert an; fast immer **gutartig**) oder um einen **„kalten" Knoten** (reichert nicht an; **bösartig** oder gutartig) handelt. Auch eine Sonographie kann hilfreich sein. Wird durch die Schilddrüsen-Szintigraphie ein kalter Knoten bestätigt, ist ferner die Schilddrüsenfunktion normal und eine Sonographie nicht aussagekräftig, so sollte eine **Feinnadelbiopsie oder offene Biopsie** durchgeführt werden, um zu klären, ob es sich um einen malignen Knoten handelt.

Die Standardtherapie des Schilddrüsenkarzinoms ist die **chirurgische Resektion** (Thyreoidektomie). Bei Metastasen eines papillären oder follikulären Karzinoms kann eine Radiotherapie mit ^{131}Jod eingesetzt werden (nicht indiziert bei einem medullären oder anaplastischen Karzinom).

Gut zu wissen

Zeigen sich nach Therapie **erhöhte Thyreoglobin-Werte,** so ist dies häufig ein Hinweis auf ein Rezidiv.

Sollte sich nach erfolgter Thyreoidektomie eine **Hypokalziämie** entwickeln, so kann hierfür eine akzidentelle Entfernung aller vier Nebenschilddrüsen verantwortlich sein.

Chirurgie

Fall 21

Anamnese

Ein 26-jähriger Patient stellt sich mit Schmerzen im Abdominal- und Analbereich vor. Er berichtet, dass mehrere Episoden mit intermittierenden, starken abdominellen Schmerzen aufgetreten seien, so dass er nicht in der Lage gewesen sei, seiner beruflichen Tätigkeit nachzugehen. Die Schmerzen hätten jedoch von selbst wieder aufgehört. Einen Arzt habe er seit 10 Jahren nicht aufgesucht. Starke Schmerzen beim Säubern nach jedem Stuhlgang hätten ihn veranlasst, sich heute vorzustellen. Der Patient berichtet, dass er seit einigen Tagen an Diarrhöen ohne Blutauflagerungen mit einer Frequenz von 10–15 pro Tag leide, und dass er die Schmerzen beim Säubern nicht mehr tolerieren könne. Er nimmt an, an Hämorrhoiden zu leiden. Des Weiteren klagt er über Abgeschlagenheit, Fieber und allgemeines Unwohlsein.

Bei der weiteren Befragung stellt sich heraus, dass der Patient manchmal unter Episoden von verschwommener Sicht mit schmerzenden Augen und Irritation sowie Steifigkeit im Rücken leidet, anamnestisch sind jedoch keine signifikanten Vorerkrankungen zu vermerken. Der Patient nimmt Paracetamol zur Schmerzlinderung ein, eine andere Medikation besteht nicht.

Körperliche Untersuchung

T: 38,7 °C   RR: 122/74   AF: 14/min.   P: 78/min.

Die Skleren des Patienten erscheinen abgeblasst. Bei tiefer Palpation des Abdomens findet sich ein diffuser Druckschmerz ohne Peritonealzeichen bei regelrechter Peristaltik. Die Untersuchung des Analbereichs zeigt Fisteln und Marisken (s. Abb. 21.1). Die digital-rektale Untersuchung ist für den Patienten schmerzhaft, es ist eine fluktuierende, schmerzhafte Raumforderung lateral des proximalen Analkanals tastbar. Der Stuhl ist leicht positiv für okkultes Blut. Die übrige Untersuchung ist unauffällig.

Labor

Hb: 11 g/dl
MCV: 89 fl
Leukozyten: 14 900/µl
Ferritin: 340 µg/l
Lipase: 16 U/dl

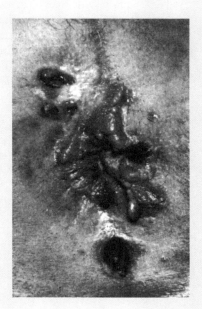

Abb. 21.1: Analbereich des Patienten.
Aus: Nivatvongs, S./Becker, E.R.: „Colon, rectum, and anal canal." In: James, E.C./Corry, R.J./Perry Jr, J.F. (eds.): Principles of Basic Surgical practice. Philadelphia, Hanley & Belfus, Inc., 1987, pp. 284–345; mit Genehmigung.

Diagnose: Morbus Crohn

Pathophysiologie

M. Crohn ist eine autoimmune/entzündliche Erkrankung unklarer Ätiologie. Bei ca. einem Drittel der Patienten weist die **Familienanamnese** entzündliche Darmerkrankungen auf. Meistens ist das **terminale Ileum** von dieser Erkrankung befallen, es können jedoch alle Abschnitte des Verdauungstrakts vom Ösophagus bis zum Anus betroffen sein. Die Erkrankung verläuft in Schüben. Aufgrund von **Darmwandbeteiligung** kann es zu Komplikationen wie **Ileus** und **Strikturen** des Darms sowie **Fistelbildung** kommen.
Bei dieser Erkrankung besteht eine Assoziation mit **Arthritis, Uveitis** (hier die Ursache für die Sehstörungen des Patienten), **Sacroileitis, sklerosierende Cholangitis** (mit einem erhöhten Risiko für die Entwicklung eines Cholangiokarzinoms), **Erythema nodosum,** Pyoderma gangraenosum und **Kolonkarzinom** (Schweregrad und Dauer der Erkrankung erhöhen das Risiko).
Bei einer Beteiligung des Anus entwickeln sich klassischerweise **Marisken, Fisteln, Analfissuren** und **Abszesse.**

Diagnose und Therapie

Symptome/Zeichen der Erkrankung sind u.a. **Abdominalschmerzen** (häufig im rechten Unterbauch) und **nichtblutige Diarrhö.** Auch **Fieber, Unwohlsein, Abgeschlagenheit** und **Gewichtsverlust** treten häufig auf. Zum Zeitpunkt der Vorstellung können Patienten an einem **mechanischen Ileus** oder Symptomen einer der o.g. extraintestinalen Manifestationen leiden. Hauptsächlich tritt die Erkrankung zwischen dem **20. und 40. Lebensjahr** auf. Der Goldstandard für die Diagnose ist die **Koloskopie mit Biopsie,** die eine **transmurale Entzündung, aphthöse Ulzera** und oft **Granulombildung** zeigt. Auch bei einem Kolon-Kontrasteinlauf kommen die charakteristischen Befunde zur Darstellung, besonders im Bereich des terminalen Ileums (**Plastersteinrelief,** Anzeichen von Strikturen).
Die Therapie besteht aus diätetischen Maßnahmen, der Gabe von **Entzündungshemmern** (z.B. Sulfasalazin) oder in schweren Fällen **Immunsuppressiva** (Kortikosteroide, Mercaptopurin). Kommt es zu Komplikationen (z.B. Abszessbildung), kann eine chirurgische Intervention notwendig sein. Bei der Indikationsstellung sollte jedoch die **erhebliche Komplikationsrate** und die Tatsache bedacht werden, dass hier (im Gegensatz zur Colitis ulcerosa) mit einer Darmresektion kein kurativer Erfolg erzielt werden kann.

Gut zu wissen

Bei Patienten, die an einem M. Crohn leiden, ist ein regelmäßiges Screening für Darmkrebs indiziert, auch wenn das Risiko geringer einzuschätzen ist als bei Colitis-ulcerosa-Patienten.

Chirurgie

Fall 22

Anamnese

Eine 32-jährige Frau stellt sich aufgrund einer Schluckstörung vor. Während der vergangenen sechs Monate habe sich die Dysphagie allmählich verschlimmert mit gleich starker Ausprägung bei Aufnahme von fester Nahrung und Flüssigkeit. Die Patientin berichtet auch, dass das Trinken von eiskaltem Wasser starke Schmerzen im Brustbereich verursache. Sodbrennen, Fieber, retrosternale Schmerzen bei Belastung und Dyspnoe werden verneint. Während der letzten sechs Monate ist es jedoch zu einem Gewichtsverlust von fünf Pfund gekommen, hauptsächlich als Folge der Schluckbeschwerden und Schmerzen bei Nahrungsaufnahme. Des Weiteren berichtet sie über gelegentliche Regurgitation unverdauter Nahrung im Liegen.

Körperliche Untersuchung

T: 36,5 °C   RR: 112/76   AF: 12/min.   P: 62/min.
Die körperliche Untersuchung ist regelgerecht, insbesondere finden sich keine Lymphadenopathie, keine Hautveränderungen und Schmerzen bei Palpation des Abdomens.

Labor/weitere Untersuchungen

Hb: 14 g/dl
Leukozyten: 7300/µl
Amylase: 62 U/l
BSG: 8 mm/h
ANA: negativ
Barium-Röntgenuntersuchung: s. Abb. 22.1
EKG: regelrechter Sinusrhythmus ohne Auffälligkeiten.

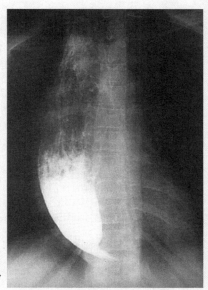

Abb. 22.1: Barium-Röntgenuntersuchung.
Aus: Hartmann, J.: „Radiology of the esophagus." In: Katz D.S./Math, K.R./Groskin, S.A. (eds.): Radiology Secrets. Philadelphia, Hanley & Belfus, Inc., 1998, pp. 91–97; mit Genehmigung.

Diagnose Achalasie

Die Barium-Röntgenuntersuchung zeigt einen dilatierten proximalen Ösophagus mit der klassischen distalen **Sektglas-ähnlich zulaufenden Verengung** bis hin zur symmetrischen Stenose am unteren Ösophagussphinkter.

Pathophysiologie

In den meisten Fällen wird die Achalasie durch degenerative Veränderungen mit Verminderung, **Fehlen** oder Dysfunktion der **Ganglienzellen** unklarer Genese im **Auerbach-Plexus** des distalen Ösophagus verursacht. Die Funktion dieser Zellen ist es, den unteren Ösophagussphinkter geschlossen zu halten (gastroösophagealen Reflux zu verhindern), aber auch das Öffnen beim Schluckakt zur Nahrungs- und Flüssigkeitsaufnahme möglich zu machen. Fehlen die Ganglienzellen oder liegt eine Dysfunktion vor, kommt es zur **ungenügenden oder fehlenden Erschlaffung** des unteren Ösophaguspinkters während des Schluckakts und zu **ineffektiver Peristaltik**. Die Folge ist Dysphagie.
Nur selten sind die **Chagas-Krankheit** (*Trypanosoma-cruzi*-Infektion – tritt in Mittel- und Südamerika auf), Diabetes und andere Ursachen einer autonomen Neuropathie die Ursache für die Achalasie.

Diagnose und Therapie

Klassische Symptome sind **Dysphagie bei Aufnahme fester Nahrung und Flüssigkeiten, atypische retrosternale Schmerzen** (zunehmend beim Trinken **kalter Getränke** oder beim Schlucken), **Regurgitation** unverdauter Nahrung (klassischerweise nachts im Liegen) und **Gewichtsverlust** (der Patient isst weniger, da Essen schwierig ist).
Goldstandard für die Diagnose ist die **Ösophagus-Manometrie** zum Nachweis eines **hypertonischen unteren Ösophagussphinkter mit ungenügender oder fehlender Erschlaffung beim Schluckakt** und **fehlender Peristaltik**. In manchen Fällen, wie auch in dem gezeigten Beispiel, wird dieses sehr charakteristisch bei einer Barium-Röntgenuntersuchung dargestellt.
Zur Behandlung werden wiederholt endoskopische **Ballon-Dilatationen** durchgeführt. Auch endoskopische **Botulinum-Injektionen** können die Symptome für mehrere Monate lindern. Eine weitere Option zur Linderung der Symptome ist die Gabe von **Calciumantagonisten**. Eine **chirurgische Intervention** ist nur in therapierefraktären oder schweren Fällen indiziert, hierbei wird eine vertikale Ösophagusinzision durch den unteren Ösophagus (**Heller-Myotomie**) durchgeführt.

Gut zu wissen

Bei der Differenzierung zwischen Achalasie und **Sklerodermie** sollte man sich Folgendes merken: Der Sklerodermiepatient leidet an stark ausgeprägtem gastroösophagealen Reflux und ist ANA-positiv, Achalasiepatienten jedoch nicht.
Achalasie erhöht das Risiko für die Entwicklung eines **Ösophaguskarzinoms**.

Chirurgie

Fall 23

Anamnese

Eine 61-jährige Frau stellt sich aufgrund von Müdigkeit und Abgeschlagenheit vor. Sie gibt an, dass die Müdigkeit während der letzten Monate zugenommen habe, obwohl sie ihre Aktivitäten mehr und mehr reduziert hätte. Des Weiteren berichtet sie, Teerstühle bemerkt zu haben. Auf Nachfrage gibt die Patientin zu, während der letzten drei Monate unfreiwillig 20 Pfund an Gewicht verloren zu haben. Bis auf einen Hypertonus, gegen den sie Metoprolol einnimmt, ist die Anamnese unauffällig.

Körperliche Untersuchung

T: 36,5 °C   RR: 132/70   AF: 16/min.   P: 82/min.

Die Patientin macht einen kachektischen Eindruck, die Skleren sind abgeblasst. Keine Stauung der V. jugularis, Herz- und Lungenbefund unauffällig ohne pathologische Geräusche. Abdomen regelrecht. Rektale Untersuchung: melanotischer Stuhl, stark positiv für okkultes Blut.

Labor/weitere Untersuchungen

Hb: 8 g/dl
MCV: 68 fl
Leukozyten: 7300/µl
Eisen: 8 µg/dl
Ferritin: 5 µg/l
EKG: regelrechter Sinusrhythmus ohne Auffälligkeiten.
Barium-Einlauf: s. Abb. 23.1.

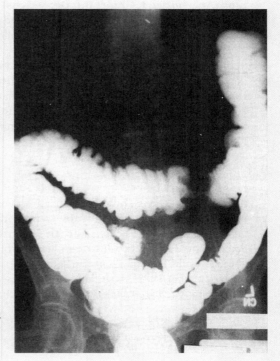

Abb. 23.1: Barium-Einlauf.
Aus: Nivatvongs, S./Becker, E.R.: „Colon, rectum, and anal canal." In: James, E.C./Corry, R.J./Perry Jr, J.F. (eds.): Priciples of Basic Surgical practice. Philadelphia, Hanley & Belfus, Inc., 1987, pp. 284–345; mit Genehmigung.

Diagnose Kolorektales Karzinom

Die Barium-Kontrastaufnahme zeigt eine typische Läsion, die sich aufgrund konzentrischer Verengung durch den Tumor ergibt.

Pathophysiologie

Nach dem Lungenkarzinom ist das kolorektale Karzinom das zweithäufigste Karzinom des Menschen (ca. 20 % aller Malignomtodesfälle). Es tritt vor allem zwischen dem 50.–70. Lebensjahr auf, **selten vor dem 40. Lebensjahr.** Fast alle kolorektalen Karzinome gehen vom Adenomen aus (je größer das Adenom, desto größer das Krebsrisiko). Histologisch handelt es sich vorwiegend (95 %) um Adenokarzinome. Aufgrund der hohen Inzidenz in den Industrieländern wird davon ausgegangen, dass ein Zusammenhang zwischen Essgewohnheiten **(fettreiche, ballaststoffarme Ernährung)** und kolorektalem Karzinom besteht. In den meisten Fällen ist der Tumor im Rektum bzw. Sigma lokalisiert. In einigen Fällen liegt eine **familiäre Prädisposition** vor (familiäre **Polyposis,** Lynch-Syndrom, hereditäre onkogene Mutationen) oder eine **chronisch-entzündliche Darmerkrankung.** Erste Metastasen siedeln sich in den Lymphknoten und/oder der Leber an.

Diagnose und Therapie

Klassische Symptome/Zeichen sind **Eisenmangelanämie, Blut im Stuhl** (makroskopisch oder okkult, **Meläna**) Gewichtsverlust und **verändert geformte Stühle** (Bleistiftstühle). Im Verlauf können sich Komplikationen wie **Dickdarmileus,** Perforation oder eine rektale **palpable Raumforderung** entwickeln. Hepatomegalie, erhöhte Leberwerte und/oder ein Ikterus können Zeichen von Lebermetastasen sein. Für Personen mit familiärer Vorbelastung (**Angehörige 1. Grades mit Darmkrebs**) besteht ein erhöhtes Darmkrebsrisiko.
Allgemein wird die Diagnose durch eine **Endoskopie mit Biopsie** (histologische Diagnosesicherung und Grading) gestellt, in vielen Fällen ist jedoch eine **Barium-Kontrastaufnahme** ausreichend für die Diagnosestellung.
Standardtherapie ist die **chirurgische Resektion** (Kolektomie) mit Lymphadenektomie für das Staging. Im fortgeschrittenem Stadium der Erkrankung (Dukes-Klassifikation) oder bei Inoperabilität können adjuvant bzw. palliativ Chemotherapie und/oder Radiotherapie eingesetzt werden. Wurden präoperativ erhöhte **CEA-Werte** erhoben, so sind CEA-Kontrollen zur Früherkennung eines Rezidivs sinnvoll (der CEA-Wert sollte nach Operation im Normbereich liegen).

Gut zu wissen

Ab dem 50. Lebensjahr sollte jährlich ein Darmkrebs-Screening einschließlich **digitaler rektaler Untersuchung** und **Untersuchung des Stuhls auf okkultes Blut** erfolgen. Zusätzlich sollte **ab dem 50. Lebensjahr alle 10 Jahre eine Sigmoidoskopie** durchgeführt werden, bei Risikopatienten (positive Familienanamnese, familiäre adenomatöse Polyposis u.a.) häufiger und bereits in jüngerem Alter.
Bei einem über 40-jährigen Patienten mit Eisenmangelanämie oder okkultem Blut im Stuhl ist *bis zur eindeutigen Klärung* von Darmkrebs auszugehen.

Chirurgie

Fall 24

Anamnese

Ein 42-jähriger Patient stellt sich mit starken, bis in den Rücken ausstrahlenden Abdominalschmerzen vor. Zusätzlich bestehen seit mehreren Stunden Übelkeit und Erbrechen. Er verneint andere medizinische Probleme und habe seit mehreren Jahren keinen Arzt aufgesucht. Auf Nachfragen gibt er an, während der letzten sechs Monate regelmäßige Episoden mit Schmerzen im Oberbauch gehabt zu haben. Generell hätten während dieser Episoden Nahrungsaufnahme und Einnahme freiverkäuflicher Medikamente eine Linderung bewirkt. Er berichtet, dass die aktuellen Symptome wie die „typischen" Schmerzen begonnen hätten, die Schmerzen hätten sich jedoch kontinuierlich verschlimmert. Auch sei Erbrechen hinzugekommen, was niemals zuvor aufgetreten sei.

In der Vorgeschichte ist eine Arthritis im linken Knie zu vermerken. Hierfür hat der Patient mehrere Aspirintabletten täglich eingenommen. Er erwähnt auch, dass er täglich zwei Schachteln Zigaretten und mehrere Tassen Kaffee „brauche", um „über den Tag zu kommen". Des Weiteren gibt er zu, regelmäßig größere Mengen Alkohol zu trinken.

Körperliche Untersuchung

T: 38,7 °C   RR: 96/66   AF: 20/min.   P: 112/min.

Blasser, schwitzender Patient mit ausgeprägtem Leidensdruck. Lungen auskultatorisch rein. Kahnförmiges Abdomen, keine Darmgeräusche. Das Abdomen mit ausgeprägter Schmerzhaftigkeit bei Palpation, besonders im epigastrischen Bereich, Abwehrspannung bei relativ rigidem Abdomen und Druckschmerzhaftigkeit. Bei der rektalen Untersuchung findet sich brauner Stuhl, der schwach positiv für okkultes Blut ist.

Labor/weitere Untersuchungen

Hb: 13 g/dl
MCV: 76 fl
Leukozyten 17 300/µl
Ferritin: 15 µg/l
EKG: Regelrechter Sinusrhythmus, keine Auffälligkeiten.
Röntgen-Thorax: s. Abb. 24.1.

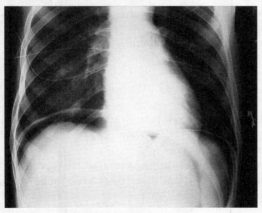

Abb. 24.1: Röntgen-Thorax.

Diagnose Perforiertes Ulcus pepticum

Dieser Patienten hat wahrscheinlich ein im Duodenum lokalisiertes Ulkus. Die Röntgenaufnahme des Thorax zeigt mäßig freie Luft unter dem Zwerchfell beidseits, was auf eine Perforation hinweist.

Pathophysiologie

In der Regel tritt das Ulcus pepticum vermehrt bei Männern auf. Es entsteht durch Erosion der Schleimhaut in den Abschnitten des Verdauungstrakts, die mit Magensaft in Berührung kommen. In mehr als 75% der Fälle ist das Ulkus im **Duodenum** (pylorusnah) lokalisiert. Zwei Faktoren sind für die meisten dieser Ulzera verantwortlich: *Helicobacter pylori* (überwiegend Ulcus duodeni) und **Aspirin-/NSAID**-Einnahme (überwiegend Ulcus ventriculi). Erhöhte Säuresekretion (z. B. durch **Kaffee** oder ein **Gastrinom**) kann zur Entwicklung eines Ulcus duodeni beitragen, es wird jedoch angenommen, dass sie nicht ursächlich für die Entwicklung eines Ulcus ventriculi ist. Auch **Rauchen, Stress, Kortikosteroide** und **Alkohol** sind mit der Entwicklung eines Ulkus assoziiert.

Diagnose und Therapie

Klassische Symptome/Zeichen sind **epigastrische Schmerzen, die bis in den Rücken ausstrahlen** können und häufig **durch Nahrungsaufnahme** (mehr beim Ulcus duodeni als beim Ulcus ventriculi) und/oder **Antazida** zu lindern sind. Die Schmerzen werden oft als „brennend" oder „beißend" beschrieben. Als Komplikationen können **Blutungen** (bei diesem Patienten okkultes Blut im Stuhl; dies kann zur Eisenmangel-**Anämie** führen), **Magenausgangsstenose** und **Perforation** auftreten. Bei einer Perforation entwickeln sich peritoneale Zeichen, **erhöhte Amylase-Werte, Fieber** und **Leukozytose.**
Die Diagnose wird mittels **Kontrastdarstellung des oberen Gastrointestinaltrakts** (weniger sensitiv) oder **Endoskopie** (Goldstandard aufgrund direkter Visualisierung mit Biopsie, aber teurer) gestellt. Aufgrund der Häufigkeit des Ulcus pepticum werden Patienten mit der klassischen Anamnese oft konservativ (gute Erfolgsrate bei den meisten Ulzera) mit **H$_2$-Blockern** (z. B. Ranitidin) oder **Protonenpumpenhemmern** (z. B. Omeprazol) therapiert. Trotzdem ist eine ausreichende Diagnostik erforderlich.
Zusätzlich sollte eine Infektion mit *Helicobacter pylori* **ausgeschlossen werden** (Kultur, Serum-Antikörper, Atemtest, auch nachweisbar im Stuhl). Sollte sich hier ein positiver Befund ergeben, ist eine **Eradikationstherapie** (Tripletherapie z. B. mit Lansoprazol, Clarithomycin und Amoxicyllin) einzuleiten. Die Indikation für eine chirurgische Therapie besteht nur bei **therapierefraktären Fällen** oder **Komplikationen** (Vagotomie, Teilgastrektomie, Bilroth-Operation).

Gut zu wissen

Bei Vorliegen eines Magenulkus sollte ein **Magenkarzinom** durch eine Biopsie ausgeschlossen werden (typisch ist, dass keine Heilung mit konservativer Therapie zu erzielen ist). Beim Duodenalulkus besteht hierfür *keine Notwendigkeit*.
Multiple, therapierefraktäre oder distal lokalisierte Duodenalulzera können auf ein **Gastrinom (Zollinger-Ellison-Syndrom)** hinweisen. Beim Vorliegen eines Gastrinoms würden sich **hohe Serum-Gastrin-Werte** finden.

Chirurgie

Fall 25

Anamnese

Ein 56-jähriger Alkoholiker mit bekannter Hepatitis B, stabiler Zirrhose und Pfortaderhochdruck stellt sich wegen Abgeschlagenheit, abdominellen Schmerzen, zunehmendem Ikterus, Übelkeit, Erbrechen und einem Gewichtsverlust von 15 Pfund innerhalb der letzten sechs Wochen vor. Er gibt zu, auch weiterhin zu trinken, und habe auch die Alkoholmenge nicht reduzieren können.

Körperliche Untersuchung

T: 37,5 °C   RR: 126/78   AF: 16/min.   P: 88/min.
Patient mit ausgeprägtem Ikterus. Das Abdomen ist aufgetrieben mit vorgewölbten Flanken, aber regelrechten Darmgeräuschen. Über der Leber ist ein Strömungsgeräusch zu hören, auffällig sind eine ausgeprägte Hepatomegalie mit einer offensichtlich harten Raumforderung in der Leber sowie ein Aszites. Es besteht Druckschmerzhaftigkeit über dem rechten unteren Quadranten der Leber ohne Ausstrahlung oder Peritonealzeichen.

Labor/weitere Untersuchungen

Hb: 12 g/dl
MCV: 118 fl
Leukozyten: 6300/µl
Ferritin: 285 µg/l
Bilirubin gesamt: 12,8 mg/dl
Bilirubin direkt: 6,5 mg/dl
GOT: 345 U/l
GPT: 322 U/l
AP: 220 U/l
Glucose: 48 mg/dl
AFP: 520 ng/ml
CT: s. Abb. 25.1.

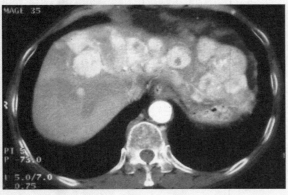

Abb. 25.1: CT.
Aus: Katz D.S./Math, K.R./Groskin, S.A. (eds.): Radiology Secrets.
Philadelphia, Hanley & Belfus, Inc., 1998, pp. 130–135; mit Genehmigung.

Diagnose Hepatozelluläres Karzinom (HCC)

Das CT zeigt die **massiv durch den Tumor infiltrierte Leber.** Nur der posterolaterale Anteil der Leber ist tumorfrei (s. links unten in Abb. 25.1).

Pathophysiologie

Das hepatozelluläre Karzinom (auch malignes Hepatom genannt) entwickelt sich überwiegend auf dem Boden einer durch **Alkohol** oder **chronische Virushepatitis** induzierten **Zirrhose** (**Hepatitis B, C** und seltener **D**). Aber auch bei Patienten mit **Hämochromatose** besteht ein deutlich erhöhtes Risiko für die Entwicklung eines HCC. Die Mehrzahl der Patienten mit einem HCC ist über 40 Jahre alt.

Diagnose und Therapie

Das klassische Bild ist die Verschlechterung des zuvor stabilen Zustandes eines Zirrhosepatienten mit **zunehmendem Ikterus und Aszites, abdominellen Schmerzen** im rechten oberen Quadranten, **Abgeschlagenheit** und **Gewichtsverlust.** Häufig findet sich ein deutlich erhöhtes **Alpha-Fetoprotein** (bei Zirrhose kann sich ein leicht erhöhtes AFP zeigen). Gelegentlich sind eine **Raumforderung im rechten oberen Quadranten** palpabel sowie ein **Strömungsgeräusch** über der Leber zu hören.
Liegen ein erhöhtes AFP und ein positiver **CT-Befund** bei entsprechendem klinischen Bild vor, ist die Diagnose eindeutig. Die Sicherung der Diagnose und das Staging erfolgen durch eine Leberbiopsie. **Wesentlich häufiger** als ein HCC sind jedoch Lebermetastasen.
Im Frühstadium ist in ca. 25 % der Fälle eine Resektion möglich, u. U. kann eine Lebertransplantation durchgeführt werden. Als palliative Maßnahme kann eine systemische oder regionale Chemotherapie durchgeführt werden.

Gut zu wissen

Bei der Mehrzahl maligner Tumoren in Organen, einschließlich der Leber, handelt es sich um Metastasen. Es sollte nicht davon ausgegangen werden, dass der untersuchende Arzt nach einem Primärtumor sucht, wenn kein spezifischer Auftrag hierfür erteilt wird.
Verschlechtert sich der zuvor stabile Zustand eines Zirrhosepatienten, kann die Ursache auch eine spontane bakterielle Peritonitis sein, die mit Fieber, abdominellen Schmerzen und einem Anstieg der Neutrophilen (> 500/µl) im Aszites einhergeht. Bis das Ergebnis der Kultur vorliegt, sollte mit einem Breitband-Antibiotikum behandelt werden.

Chirurgie

Fall 26

Anamnese

Eine 58-jährige Patientin stellt sich mit Hautveränderungen im Bereich der rechten Brust vor. Sie berichtet, dass sich während der letzten Monate eine Rötung und Verkrustung an der die rechte Brustwarze umgebenden Haut entwickelt hätte. Die linke Brustwarze zeige keine Veränderung. Vor einem Monat habe ihr ein befreundeter Hautarzt eine Steroidcreme zum Auftragen gegeben, aber es sei keine Besserung eingetreten. Ansonsten ist zu vermerken, dass die Patientin seit vier Jahren keinen Arzt aufgesucht hat.
Die Patientin tastet ihre Brust nicht regelmäßig ab, gibt aber an, keine Knoten in der Brust bemerkt zu haben. Bis auf eine Arthrose und Sodbrennen, wogegen sie Paracetamol und ein Antazidum einnimmt, ist die Vorgeschichte unauffällig. Sie hat keine Kinder, raucht nicht und trinkt keinen Alkohol. Anamnestisch unauffälliger Menstruationszyklus, es haben jedoch die Wechseljahre eingesetzt. Des Weiteren berichtet die Patientin, dass zwei ihrer Schwestern und eine Tante an Brustkrebs verstorben seien und dies der Grund ihrer Vorstellung sei.

Körperliche Untersuchung

T: 36,5 °C   RR: 156/90   AF: 14/min.   P: 70/min.
Lungen auskultatorisch rein. Die rechte Brustwarze zeigt ein ekzemartiges, schuppiges Bild mit krustöser Oberfläche (s. Abb. 26.1). Bei Palpation findet sich eine relativ feste, 2 cm große Raumforderung mit unregelmäßiger Begrenzung im oberen Außenquadranten der rechten Brust. Die Raumforderung ist nicht mit der Thoraxwand verwachsen. Die linke Brust ist unauffällig. Keine axillären Lymphknoten palpabel. Die übrige Untersuchung ist regelgerecht.

Labor/weitere Untersuchungen

Hb: 15 g/dl
Leukozyten: 6600/µl
GOT: 345 U/l
GPT: 18 U/l
AP: 16 U/l
Mammographie der rechten Brust: s. Abb. 26.2

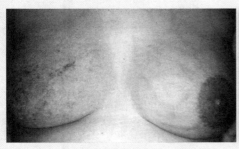
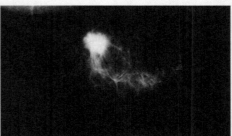

Abb. 26.1: Rechte Brustwarze der Patientin.
Aus: Fitzpatrick, J.E./Aeling, J.L. (eds.): Dermatology Secrets. Philadelphia, Hanley & Belfus, Inc. 1996, pp. 232–240; mit Genehmigung.

Abb. 26.2: Mammographie der rechten Brust.

Diagnose Paget-Karzinom (sog. Krebsekzem der Brust) und Mammakarzinom

Die Abbildung stellt die charakteristischen Hautveränderungen dar. Die Mammographie zeigt eine spornförmige, unregelmäßig begrenzte, verdichtete, sehr malignomverdächtige Raumforderung.

Pathophysiologie

Das Paget-Karzinom ist eine seltene Form des Brustkrebses, es ist jedoch wichtig, diese zu kennen. Bei frühzeitiger Diagnose dieses Karzinoms ist die Prognose relativ günstig. Ein gleichzeitig vorliegendes Mammakarzinom ist nicht immer tastbar und/oder in der Mammographie darzustellen. Risikofaktoren für den Brustkrebs sind zunehmendes **Alter** (Brustkrebs tritt selten vor dem 35. Lebensjahr auf), **familiäre Vorbelastung, Nullipara** oder späte Erstgeburt, **frühzeitiges Einsetzen der Menstruation, spätes Einsetzen der Menopause** und eine **fettreiche Ernährung**.

Diagnose und Therapie

In den meisten Fällen wird ein Mammakarzinom im **oberen Außenquadranten** entdeckt, entweder durch die Patientin selbst, als Tastbefund des Arztes oder durch eine Mammographie. Schmerzen treten kaum auf. **Hautverdickungen (Orangenschalenhaut/peau d'órange) und Ödeme** oder entzündliche Veränderungen, Einziehung der Brustwarze und/oder **einseitige Sezernierung von Blut aus der Brustwarze** können auftreten. Ekzemähnliche Veränderungen der Brustwarze mit **Abschuppung, Nässen** und/oder **Krustenbildung** sind das klassische Bild des Paget-Karzinoms. Axilläre Adenopathie ist generell als ein Zeichen einer Dissemination des Tumors zu werten.
Hilfreich für die Diagnose eines Brusttumors sind Risikofaktoren, Tastbefund und der Mammographiebefund. **Eine Biopsie** ist zwar der „**Goldstandard**" für die Diagnostik, **aber nicht bei jeder Patientin indiziert.** Allgemein ist bei Patientinnen **vor dem 30. Lebensjahr** eine Biopsie nur indiziert, wenn besondere Risikofaktoren (starke familiäre Vorbelastung durch Brustkrebs bei jungem Alter) vorliegen.
Die Therapie schließt chirurgische Resektion (**Lumpektomie** [Brustteilresektion] **mit Nachbestrahlung** oder komplette **Mastektomie**) mit **axillärer Lymphadenektomie** ein. Bei **Nachweis spezifischer Hormonrezeptoren** (Östrogen- und Progesteronrezeptoren) sollte eine Therapie mit **Tamoxifen** eingeleitet werden. Eine Chemotherapie ist bei positiven Lymphknoten und/oder Fernmetastasierung indiziert.

Gut zu wissen

Zur Brustkrebsvorsorge sollte ab dem 20. Lebensjahr monatlich eine **Selbstuntersuchung** (Abtasten der Brust und der Achselhöhlen), **jährlich eine Untersuchung durch den Arzt** ab dem **40.** Lebensjahr (zwischen dem 20. und 40. Lebensjahr alle 3 Jahre) und ab dem **50.** Lebensjahr auch alle 1–2 Jahre eine **Mammographie** durchgeführt werden (die die Patientinnen bisher allerdings selbst bezahlen müssen, wenn keine besonderen Risikofaktoren vorliegen).
Bei einer Patientin, die nicht mehr im gebärfähigen Alter ist, sollte ein Knoten in der Brust so lange als Brustkrebs gedeutet werden, bis der eindeutige Nachweis eines gutartigen Befundes vorliegt.

Chirurgie

Fall 27

Anamnese

Ein 38-jähriger Patient stellt sich vor und klagt hauptsächlich darüber, dass er „errötet", wenn er etwas isst. Er berichtet über ein unangenehmes Gefühl mit Hitzewallung und Erröten im Bereich des Gesichtes und des Brustkorbs. Wenn er eine Mahlzeit zu sich nähme, würde die Haut in diesen Bereichen stark erröten. Zwei ähnliche Episoden wären nach „einigen Gläsern Bier" aufgetreten. Die Attacken hätten vor drei Wochen mit zunehmender Frequenz eingesetzt.

Des Weiteren berichtet der Patient über seit ca. einem Monat auftretende Müdigkeit, krampfartige abdominelle Schmerzen und relativ regelmäßig auftretende Diarrhöen. Die Diarrhöen wären auch aufgetreten, wenn er nichts gegessen hätte. In Folge hätte er im letzten Monat ungefähr fünf Pfund abgenommen. Die Anamnese des Patienten sowie die Familienanamnese sind unauffällig, es besteht kein Nikotin- oder Drogenabusus.

Körperliche Untersuchung

T: 36,8 °C   RR: 116/74   AF: 14/min.   P: 88/min.

Die Haut des Patienten ist unauffällig, kein Erythem. Der Lungenbefund ist regelrecht. Entlang der rechten Sternumgrenze ein bei Inspiration zunehmendes systolisches Herzgeräusch 2. Grades. Die Leber ist zwei cm unter dem Rippenbogen tastbar, eine abdominelle Schmerzhaftigkeit findet sich nicht. Dellen bildende Ödeme an den unteren Extremitäten. Die übrige Untersuchung ist unauffällig.

Labor/weitere Untersuchungen

Hb: 15 g/dl
Leukozyten: 6600/µl
Na: 139 mmol/l
K: 3,4 mmol/l
Creatinin: 1,2 g/dl
GOT: 168 U/l
GPT: 172 U/l
AP: 316 U/l
Bilirubin gesamt: 1,2 mg/dl
CT-Abdomen: s. Abb. 27.1.

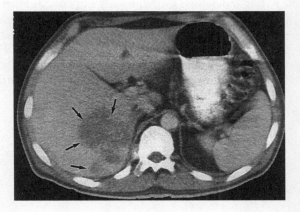

Abb. 27.1: CT-Abdomen.
Aus: Daffner, R.H.: Gastrointestinal imaging. In: Clinical Radiology: The Essentials, 2nd ed. Baltimore, Williams & Wilkins, 1999, pp. 287–340; mit Genehmigung

Diagnose Karzinoid-Syndrom

Das CT zeigt multiple, hypodense Leberherde *(Pfeil)*, vereinbar mit **Lebermetastasen.**

Pathophysiologie

Karzinoide sind **neuendokrine Tumoren,** die verschiedene **vasoaktive Hormone** sezernieren, vor allem **Serotonin, Histamin** und Bradykinin. In den meisten Fällen sind Karzinoide im **Dünndarm,** insbesondere im **Ileum** und in der **Appendix** lokalisiert. Im Falle eines Darmkarzinoids werden die sezernierten Hormone in der Leber verstoffwechselt, wobei keine Symptome oder aber nur rein mechanische Symptome (z.B. Obstruktion) auftreten. Kommt es zu einer **Metastasierung** in der Leber, können die Hormone in den systemischen Kreislauf gelangen und die typischen Symptome eines Karzinoid-Syndroms verursachen.

Diagnose und Therapie

Die Trias der Symptome/Zeichen des Karzinoid-Syndroms sind **Flush-Syndrome** durch Gefäßerweiterung verbunden mit Hitzewallungen (oft ausgelöst durch **Nahrungsaufnahme, Alkohol** oder Stress), **wässrige Diarrhö** (häufig verbunden mit **krampfartigen, abdominellen Schmerzen**) und **Trikuspidalklappeninsuffizienz,** wie bei diesem Patienten, und/oder **Pulmonalklappenstenose.**
Besteht die Verdachtsdiagnose eines Karzinoid-Syndroms, sollte die Diagnose durch die Bestimmung des Spiegels des Serotoninmetaboliten **5-Hydroxy-Indol-Essigsäure (5-HIAA) im Urin** gesichert werden. Bei einem Karzinoid finden sich signifikant erhöhte Spiegel dieses Metaboliten. Des Weiteren sind **Lebermetastasen** sowie der Primärtumor im Darm häufig im CT darstellbar. Da diese Erkrankung im Frühstadium selten symptomatisch verläuft, liegt bei der Mehrzahl der Patienten bei Diagnosestellung schon eine Metastasierung vor.
Eine chirurgische Resektion lokaler Läsionen als Heilversuch oder bei Metastasierung zur Reduktion der Tumormasse kann in Erwägung gezogen werden. Symptomatisch kann Octreotid, ein Somatostatin-Analogon, zur Reduzierung der Hormonsekretion durch den Tumor und Linderung der Symptome bei Metastasierung verabreicht werden. Radio- und Chemotherapie erweisen sich selten als effektiv.

Gut zu wissen

Karzinoide sind die häufigsten **Appendixtumoren**, gelegentlich treten sie aber auch in der **Lunge** und anderen Regionen auf (hierbei kann schon vor Metastasierung ein Karzinoid-Syndrom auftreten, da die Hormone direkt in den systemischen Kreislauf gelangen).
Bei einem weitläufig metastasierenden Karzinoid kann, wenn auch sehr selten, ein **Nikotinsäuremangel** (Pellagra) auftreten, da der Tumor Tryptophan (eine Vorstufe der Nikotinsäure) zur Synthese der sezernierten Hormone nutzt.

Chirurgie

Fall 28

Anamnese

Ein 63-jähriger Mann stellt sich mit Abdominalbeschwerden, Appetitverlust, Abgeschlagenheit und Gewichtsverlust vor. Er gibt an, dass der Appetitverlust vor vier Monaten eingesetzt hätte. Auch bestünde fast immer ein Übelkeitsgefühl, das gelegentlich mit Erbrechen einhergeht. Ein Völlegefühl stelle sich schon nach Aufnahme geringer Nahrungsmengen ein. Selbst das Grillen würde ihm keinen Spaß mehr machen, obwohl er sein Leben lang gern gegrilltes Fleisch gegessen hätte. Die Abdominalbeschwerden äußern sich als relativ konstantes, mäßig starkes Druckgefühl im Oberbauch. Auch habe er im Laufe der letzten vier Monate einen Gewichtsverlust von 20 Pfund bemerkt, den er auf den Appetitverlust zurückführe. Des Weiteren berichtet er über eine seltsame Verdickung des Nabels und bittet, diese zu untersuchen. Der Patient berichtet, er habe außer einem Magenulkus vor einem Jahr keine Gesundheitsprobleme gehabt.

Körperliche Untersuchung

T: 37,2 °C   RR: 126/68   AF: 18/min.   P: 88/min.
Kachektischer Patient. Skleren sind blass, aber nicht ikterisch. Palpatorisch fällt links supraclavikulär ein kleiner Knoten mit Verdacht auf Adenopathie auf. Die Untersuchung des Thorax ist unauffällig. Das Abdomen mit mäßiger Beschwerdesymptomatik bei tiefer Palpation, kein Druckschmerz, keine Abwehrspannung. Die Leber ist zwei cm unter den Rippenbogen tastbar. Der Nabel macht einen ungewöhnlichen Eindruck (s. Abb. 28.1). Bei der rektalen Untersuchung Nachweis von melanotischem Stuhl, stark positiv für okkultes Blut.

Labor/weitere Untersuchungen

Hb: 9 g/dl
Leukozyten: 6600/µl
GOT: 108 U/L
GPT: 112 U/L
AP: 246 U/L
Bilirubin gesamt: 1 mg/dl
Kontrast-Röntgenaufnahme des oberen GI-Traktes: s. Abb. 28.2.

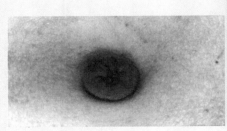

Abb. 28.1: Bild des Nabels.

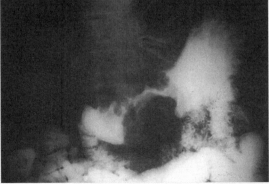

Abb. 28.2: Kontrast-Röntgenaufnahme des oberen GI-Traktes.

Beide aus Katz D.S./Math, K.R./Groskin, S.A. (eds.): Radiology Secrets. Philadelphia, Hanley & Belfus, Inc., 1998, pp. 136–143; mit Genehmigung.

Diagnose Metastasiertes Magenkarzinom

Nachweis von Metastasen im Umbilikalbereich durch den in Abb. 28.1 dargestellten Knoten. Die Röntgenaufnahme zeigt eine unregelmäßige Einengung des gesamten distalen Magens durch den Tumor, der bis in den Bulbus duodeni reicht.

Pathophysiologie

Circa 90 % der Karzinome des Magens sind **Adenokarzinome.** Als Risikofaktoren gelten männliches Geschlecht, ein Alter von > **50 Jahren,** *Helicobacter-pylori*-Infektion, chronische Gastritis, Magenteilresektion und **Ernährungsfaktoren** (hier gegrilltes Fleisch).

Diagnose und Therapie

Die klassischen Symptome eines Magenkarzinoms sind **frühes Sättigungsgefühl, Übelkeit/Erbrechen, Völlegefühl** oder **Abdominalbeschwerden, Gewichtsverlust, Anämie** (durch Blutung im GI-Trakt, hier die Ursache für den Blutstuhl des Patienten), **Akanthosis nigricans** (Hyperpigmentierung der Haut, besonders im Nacken- und Achselbereich) und metastatische Symptome. Aszites kann sich ebenfalls bilden. Generell kommt es vor Fernabsiedlungen zu einer lokalen Tumorausbreitung. Typisch sind Fernmetastasen in Leber, **Virchow-Drüse, Nabel** oder **Ovar** (Krukenberg-Tumor).
Häufig stellen sich die Patienten erst im fortgeschrittenen Stadium der Erkrankung vor, so dass die Überlebensrate begrenzt ist. Die einzige kurative Möglichkeit ist eine chirurgische Therapie; nach erfolgter CT-Untersuchung mit Staging wird der Tumor jedoch häufig als inoperabel eingestuft. Chemo- und Radiotherapie sind im Allgemeinen nicht effektiv.

Gut zu wissen

Die klassische Präsentation eines Magenkarzinoms ist ein **nicht heilendes Magenulkus.** Da sich gut- und bösartige Ulzera ähneln, sollte zum **Ausschluss eines malignen Geschehens** bei allen Magenulzera eine **Biopsie** entnommen werden oder die komplette Heilung mittels Kontroll-Kontraströntgen dokumentiert werden. Da ein Duodenalulkus *sehr selten bösartig* ist, ist hier eine Biopsie nicht erforderlich.
Differentialdiagnostisch ist bei einem Magenherd auch an ein primäres **Lymphom des Magens** zu denken.
Linitis plastica ist eine sehr seltene Form des Magenkarzinoms. Hierbei kommt es zu einer diffusen Infiltration der Magenwand, so dass Symptome erst in einem sehr späten Stadium auftreten.

Chirurgie

Fall 29

Anamnese

Eine 19-jährige Patientin hat am Vortag bei der Selbstuntersuchung einen Knoten in der rechten Brust ertastet. Eine sezernierende Mamille, Schmerzen oder Hautveränderungen werden verneint. Die Patientin hat keine positive Familienanamnese für Mammakarzinome, aber sie ist trotzdem besorgt. Unauffälliger Menstruationszyklus. Die Patientin ist z. Z. sexuell nicht aktiv, außer Einnahme eines Kontrazeptivums seit zwei Monaten besteht keine Vormedikation. Sie raucht 1 Schachtel Zigaretten täglich und trinkt ein- bis zweimal im Monat Alkohol.

Körperliche Untersuchung

T: 36,5 °C   RR: 112/60   AF: 14/min.   P: 58/min.
Athletisch erscheinende Patientin in gutem Allgemeinzustand. In der rechten Brust ein gut umschriebener, zwei cm großer, derb-elastischer, beweglicher Herd im unteren Außenquadranten der Brust. Keine Hautveränderungen, keine Mamillenretraktion, Mamille nicht sezernierend. Die übrige Untersuchung ist unauffällig, kein Hinweis auf Lymphadenopathie.

Labor

Hb: 14 g/dl
Leukozyten: 7400/µl
Erythrozyten 190 000/µl

Diagnose: Fibroadenom

Pathophysiologie

Das Fibroadenom ist der **am häufigsten diagnostizierte gutartige Brusttumor** und kann bei Patientinnen aller Altersgruppen auftreten. Jedoch entwickelt sich dieser gutartige Tumor gehäuft bei Frauen **unter 30 Jahren.** Dies vereinfacht die Diagnosestellung, da sich ein Mammakarzinom bei Frauen in dieser Altersgruppe in der Regel nicht entwickelt. Da die Entwicklung eines Fibroadenoms durch **Hormone** ausgelöst werden kann, können sie sich während einer Schwangerschaft oder unter einer östrogenhaltigen Medikation entwickeln, aber sich nach der Schwangerschaft oder den Wechseljahren zurückbilden.

Diagnose und Therapie

Beim Fibroadenom findet sich klassischerweise ein **scharf abgegrenzter, derb-elastischer, beweglicher Knoten,** der in der Regel bei Frauen im Alter unter 30 Jahren auftritt. Da aufgrund des Alters die Diagnose relativ sicher gestellt werden kann, ist eine chirurgische Therapie nicht indiziert, kann aber aus kosmetischen Gründen auf Wunsch der Patientin durchgeführt werden. Eine Indikation für eine chirurgische Resektion sind jedoch ein **extrem schnelles Wachstum** und eine **Größe von > 4 cm,** da die Diagnose nur durch pathologische Begutachtung nach Exzision oder Biopsie gesichert werden kann.

Gut zu wissen

Biopsie und Mammographie bei Knoten in der Brust sollten bei Frauen unter 30 Jahren vermieden werden, es sei denn der Befund ist sehr verdächtig und es liegen signifikante Risikofaktoren für die Entwicklung eines Mammakarzinoms vor. In diesem Alter ist das Brustgewebe sehr dicht, so dass eine Mammographie häufig nicht sehr aussagekräftig ist. Des Weiteren ist es sehr selten, dass es sich in dieser Altersgruppe bei einem solchen Knoten um ein Mammakarzinom handelt.
Cystosarcoma phylloides ist ein sehr selten auftretender Tumor, der bei der körperlichen Untersuchung dem Fibroadenom ähnelt, jedoch **extrem schnell wächst** und eine **beträchtliche Größe** erreichen kann. Die Therapie der Wahl ist hier eine weiträumige Exzision.

Chirurgie

Fall 30

Anamnese

Eine 22-jährige Patientin stellt sich vor und klagt über klumpige Veränderungen sowie Schmerzen und Empfindlichkeit im Bereich der Brust. Diese Symptome seien jedoch während ihrer Schwangerschaft vergangen und bis vor vier Monaten habe sie ihre Tochter gestillt. Sie berichtet weiterhin, dass diese Symptome sowie Reizbarkeit und ein Sich-aufgebläht-Fühlen jeden Monat zur gleichen Zeit vor Einsetzen der Menstruation aufträten. Während der Menstruation klängen diese Symptome ab. Des Weiteren sei bei einer Cousine 2. Grades im Alter von 48 Jahren Brustkrebs diagnostiziert worden. Sezernierende Brustwarzen oder Hautveränderungen werden verneint. Die Patientin raucht und trinkt nicht; eine Vormedikation besteht nicht. Sie gibt aber an, am Tag mehrere Tassen Kaffee zu trinken.

Körperliche Untersuchung

T: 36,7 °C   RR: 114/62   AF: 12/min.   P: 62/min.
Leicht adipöse Patientin in gutem Allgemeinzustand. Beide Brüste haben eine klumpige, knotige Konsistenz, ein dominierender Tumor lässt sich jedoch nicht identifizieren. Die Brüste sind relativ symmetrisch und bei Palpation leicht druckempfindlich. Es finden sich weder Hautveränderungen noch ein Hinweis auf sezernierende Mamillen oder Mamillenretraktion. Kein Hinweis auf Lymphadenopathie.

Labor

Hb: 13 g/dl
Leukozyten: 7000/µl
Thrombozyten: 220000/µl

Diagnose Fibrozystische Veränderungen der Brust

Pathophysiologie

Ca. **50 %** aller Frauen entwickeln fibrozystische Veränderungen und **Knotigkeit** der Brust. Histologisch handelt es sich um **hyperplastische** Veränderungen im Bereich des Brustparenchyms. Es wird angenommen, dass die Veränderungen zu einem Teil **hormonell bedingt** sind, da es während einer Schwangerschaft und während der Stillphase (in beiden Fällen ist der Progesteron-Spiegel hoch) zu einer Besserung der Symptomatik kommt.

Diagnose und Therapie

Bei der körperlichen Untersuchung findet sich eine **„klumpige"** Brust. Klassisch sind Symptome wie **Schmerzhaftigkeit, Empfindlichkeit und Schwellung der Brust** während der **prämenstruellen Phase** im weiblichen Zyklus mit **Abklingen** der Symptomatik während oder kurz nach der Menstruation. Bei Patientinnen, die jünger als 25 Jahre sind, bei denen keine dominierenden Knoten palpabel sind und eine klassische Vorgeschichte vorliegt, ist nur eine **Beobachtung** erforderlich. Bei Patientinnen, die älter als 30 Jahre sind oder bei denen dominierende Knoten in der Brust palpabel sind, ist eine weiterführende Diagnostik mit Sonographie, Mammographie und/oder Biopsie zum **Ausschluss eines malignen Geschehens** indiziert.

Da **Koffein oder Theophyllin die Symptome verschlimmern** kann, sollte empfohlen werden, den Genuss von Kaffee und/oder Tee einzuschränken, um so eine Besserung der Symptome zu unterstützen. Zur Linderung der Symptome wird allgemein die Gabe von **nichtsteroidalen entzündungshemmenden Medikamenten** empfohlen. **Tamoxifen, Danazol** und Bromocriptin sollten nur bei starken, auf konservative Therapie nicht ansprechenden Symptomen eingesetzt werden. Die Gabe von **selektiven Serotonin-Wiederaufnahmehemmern (SSRI)** kann zur Linderung der Brustsymptome sowie auch von prämenstruellen Symptomen sinnvoll sein.

Gut zu wissen

Es wird nicht angenommen, dass fibrozystische Veränderungen der Brust das Risiko für die Entwicklung eines Mammakarzinoms erhöhen, es sei denn, dass sich durch eine Biopsie **atypische Zellen oder exzessive Hyperplasie** nachweisen lassen.

Chirurgie

Fall 31

Anamnese

Eine 37-jährige Frau stellt sich mit Abdominalschmerzen, Fieber und Schüttelfrost in der Notaufnahme vor. Die Patientin gibt an, in der Vergangenheit multiple Episoden mit Schmerzen im Oberbauch gehabt zu haben, besonders nach dem Genuss von schweren Mahlzeiten. Die aktuelle Episode habe jedoch am Nachmittag des gestrigen Tages nach ihrer letzten Mahlzeit eingesetzt, ca. eine Stunde nach dem Mittagessen. Die Abdominalschmerzen hätten sich langsam verschlimmert und seit heute Morgen bestünde zusätzlich hohes Fieber mit Schüttelfrost, das sie veranlasst habe, sich vorzustellen. Sie habe den Eindruck, dass die Abdominalschmerzen beim tiefen Einatmen zunähmen.

Körperliche Untersuchung

T: 39,5 °C   RR: 98/54   AF: 22/min.   P: 118/min.
Adipöse, schwitzende Patientin, die einen akut erkrankten Eindruck macht; Sklerenikterus, trockene Schleimhäute. Lungen auskultatorisch rein, keine pathologischen Herzgeräusche. Sehr stark ausgeprägter Druckschmerz im rechten oberen Quadranten des Abdomens mit Abwehrspannung. Rektale Untersuchung ohne Nachweis von okkultem Blut im Stuhl.

Labor/weitere Untersuchungen

Hb: 14 g/dl
Leukozyten: 23 600/µl
GOT: 62 U/l
GPT: 66 U/l
AP: 312 U/l
Gesamt-Bilirubin: 2,4 mg/dl
Bilirubin direkt: 1,9 mg/dl
Sonographie des Abdomens: Ductus choledochus und intrahepatische Gallengänge erweitert, Nachweis von Gallensteinen.
Endoskopische retrograde Choleangiopankreatographie (ERCP): s. Abb. 31.1

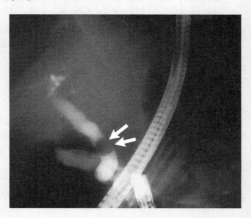

Abb. 31.1: ERCP.
Aus: Katz, D.S./Math, K.R./Groskin, S.A. (eds.):
Radiology Secrets. Philadelphia, Hanley & Belfus, Inc., 1998,
pp. 143–149; mit Genehmigung.

Diagnose Cholangitis

Die ERCP zeigt einen runden, regelmäßig begrenzten Fülldefekt distal im Ductus choledochus als Folge eines **eingeklemmten Gallensteins** (Choledocholithiasis).

Pathophysiologie

Eine Cholangitis oder Entzündung der Gallengänge tritt im Allgemeinen infolge einer **Gallengangsobstruktion** auf, die in den meisten Fällen durch **Gallensteine** verursacht wird. In Folge kommt es zu einem Gallestau. Eine sekundäre bakterielle Besiedlung kann zur eitrigen Entzündung führen. Ursächlich hierfür sind v. a. Darmbakterien wie *Escherichia coli* und *Klebsiella*.
Da es tendenziell zu einer **Erweiterung** des gesamten Gallengangssystems proximal der Obstruktion kommt, erleichtert dies die Lokalisierung des Infektionsherdes, meistens im Ductus choledochus. Neben Gallensteinen können auch **obstruktive Tumoren** (Pankreas-, Dünndarm- und Gallengangstumoren) und **iatrogene** Ursachen (z. B. chirurgische Eingriffe) zu einer Cholangitis führen.

Diagnose und Therapie

Die sog. **Charcot-Trias** umfasst die **klassischen Zeichen/Symptome**: rechtsseitiger Oberbauchschmerz (möglicherweise zunehmend bei Inspiration und ausstrahlend bis in die rechte Schulter), hohes Fieber (klassischerweise verbunden mit Schüttelfrost) und Ikterus. Wird keine Therapie eingeleitet, kann es zu Sepsis, Schock und Bewusstseinseintrübung kommen. Die Verdachtsdiagnose ergibt sich aus Klinik, Labor und Ultraschallbefund. Die initiale Therapie beinhaltet i. v. Flüssigkeitszufuhr, **Gabe eines Breitband-Antibiotikums** und absolute Nahrungskarenz.
Nach erster Stabilisierung des Patienten ist die ERCP (endoskopische retrograde Cholangiopankreatikographie) Mittel der Wahl zur Komplettierung der Diagnostik, da sie auch ein therapeutisches Vorgehen ermöglicht: Choledochussteine können mit einem Fangkörbchen entfernt und die Papilla vateri kann erweitert/geschlitzt werden. Ist die ERCP nicht möglich oder erfolgreich, kann eine **PTC** (perkutane transhepatische Cholangiographie) erwogen werden, die gleichzeitig eine perkutane Drainage des Gallengangsystems ermöglicht. In vielen Fällen bleibt jedoch nur die Chirurgie, für die der Patient allerdings in einem entsprechend stabilen Zustand sein muss. Im Rahmen der Operation kann die Gallenblase entfernt (Cholezystektomie) und eine Gallengangsrevision (meist mit Einlage eines T-Drains) durchgeführt werden.

Gut zu wissen

Asymptomatische Gallensteine sind i. A. keine Indikation für eine Cholezystektomie, während bei symptomatischen Gallensteinen die Indikation großzügig gestellt werden kann.

Chirurgie

Fall 32

Anamnese

Ein 52-jähriger Alkoholiker mit Zirrhose wird mit dem Rettungswagen in die Notfallaufnahme gebracht, da er Blut erbrochen hat. Der Patient ist delirant und kann keine Angaben zu dem Geschehen machen. Die Sanitäter geben an, dass er bewusstlos und mit Blut auf dem Hemd aufgefunden wurde und sie daraufhin verständigt wurden. Bei ihrer Ankunft erwachte der Patient und erbrach danach ca. 3 Becher hellroten Blutes. Der Patient ist schon früher in der Notfallaufnahme aufgrund von Alkoholentzug und zur Punktion eines symptomatischen Aszites vorstellig geworden.

Körperliche Untersuchung

T: 36,9 °C   RR: 102/58   AF: 24/min.   P: 126/min.

Blasser, verwahrloster Patient in reduziertem Allgemeinzustand, geistig inkohärent und stark nach Alkohol riechend. Es liegt ein Sklerenikterus vor, ein Befund, der schon mehrfach in der Patientenakte vermerkt ist. Lungen auskultatorisch rein, keine pathologischen Herzgeräusche. Abdomen leicht aufgetrieben mit auffälligen, strangähnlichen Strukturen direkt unter der Haut der Bauchwand (s. Abb. 32.1).
Leberrand unter dem Rippenbogen palpabel, leicht knotige Konsistenz; Splenomegalie. Bei Perkussion dumpfer Klopfschall. Es findet sich jedoch keine abdominelle Druckschmerzhaftigkeit. Stuhl positiv für okkultes Blut. Bei Beendigung der körperlichen Untersuchung erbricht der Patient ca. einen weiteren Becher Blut und schläft dann ein.

Labor

Hb: 7 g/dl
Leukozyten: 9600/μl
GOT: 40 U/l
GPT: 18 U/l
AP: 312 U/l
Gesamt-Bilirubin: 2,4 mg/dl
Bilirubin direkt: 0,8 mg/dl

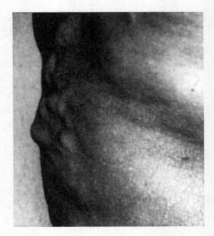

Abb. 32.1: Bauchwand des Patienten mit strangähnlichen Strukturen direkt unter der Haut.
Aus: Fitzpatrick, J.E./Aeling, J.L. (eds.): Dermatology Secrets in Color, 2nd ed. Philadelphia, Hanley & Belfus, Inc., 2001, pp. 270–277; mit Genehmigung.

Diagnose Obere Gastrointestinalblutung (GI-Blutung)

Ursächlich für den Zustand des Patienten ist wahrscheinlich eine Ösophagusvarizenblutung. Die Abbildung zeigt **dilatierte Umbilikalvenen** (sog. Caput medusae) im Epigastrium als Folge eines stark ausgeprägten **Pfortaderhochdrucks**.

Pathophysiologie

Eine obere GI-Blutung kann durch eine Vielzahl von Ursachen hervorgerufen werden, einschließlich Ösophagusvarizen (die sich als Folge eines ausgeprägten Pfortaderhochdrucks und portosystemischen Shunts entwickeln), Gastritis (häufig durch Aspirin/andere nichtsteroidale Antiphlogistika oder Alkohol hervorgerufen), ein blutendes gastrointestinales Ulkus, Magentumoren und Einrisse der Ösophagusschleimhaut (Mallory-Weiss-Syndrom, verursacht durch akute Druckerhöhung bei Erbrechen, klassisch bei Alkoholikern und Bulimiepatienten).
Eine obere GI-Blutung führt typischerweise aufgrund der Zersetzung des Blutes im Verlauf der Passage durch den Darm zu Melanea (Teerstuhl), massive Blutungen können aber auch zur Hämatochezie (Blutstuhl) führen. Durch den Blutverlust kann es zur Anämie kommen, vor allem chronische Blutungen führen oft zu einer Eisenmangelanämie.

Diagnose und Therapie

In einer dramatischen Situation, wie hier beschrieben, ist die Kontrolle der Atemwege, der Atmung und des Kreislaufs (ABC-Algorithmus: Airways, Breathing, Circulation) **vorrangig**. Wie bei jedem Notfallpatienten sollten zwei möglichst großlumige iv-Zugänge gelegt werden. Zur Stabilisierung sollte eine i.v.-Flüssigkeitszufuhr und/oder Bluttransfusion erfolgen. Selbst wenn eine Bluttransfusion nicht erforderlich ist, sollten eine **Blutgruppenbestimmung und eine Kreuzprobe von mindestens 2 Einheiten** vorgenommen und **Hämoglobin und Hämatokrit serienmäßig gemessen** werden.
Obwohl es in diesem Fall diagnostisch nicht erforderlich ist, kann über eine **Magensonde der Magensaft auf okkultes Blut** untersucht und festgestellt werden, ob die Blutungsquelle proximal des **Treitzbandes** (Orientierungspunkt für eine obere oder untere GI-Blutung) lokalisiert ist, so dass die Entscheidung zu weiteren Maßnahmen (obere Gastroskopie oder Koloskopie) leichter zu treffen ist.
Ist der Patient in einem stabilen Zustand, so ist die **Endoskopie** das diagnostische Mittel der Wahl, das gleichzeitig die Behandlung von Läsionen ermöglicht. Im Rahmen einer Gastroskopie kann eine **Ligatur** oder **Verödung** von Ösophagusvarizen durchgeführt werden oder eine Drucksenkung durch **Injektion von Vasopressin** erfolgen, um die Blutung zu stoppen. Auch andere Blutungsquellen können häufig in ähnlicher Weise behandelt werden. Eine massive Ösophagusvarizenblutung, die so nicht zu beherrschen ist, erfordert die notfallmäßige Ballontamponade (mit einer sog. Sengstaken-Blakemore-Sonde).
Chirurgische oder **angiographische Maßnahmen** sollten nur bei Patienten eingesetzt werden, bei denen eine obere gastrointestinale Blutung trotz medizinischer/endoskopischer Therapie persistiert. Zum Beispiel kann bei einem blutenden Magenulkus eine Teilgastrektomie erforderlich sein.

Gut zu wissen

Nicht vergessen werden sollte, dass nach einer akuten Blutung **für mehrere Stunden ein normaler Hämoglobin-Spiegel** gemessen werden kann (da die Volumenauffüllung und damit die Verdünnung des Blutes erst langsam einsetzt). Bei der Entscheidung für oder gegen eine Bluttransfusion sollte man den Patienten und *nicht* die Laborwerte behandeln.

Chirurgie

Fall 33

Anamnese

Eine 70-jährige Patientin ist wegen einer „Anschwellung" im Bereich des Abdomen und seit kurzem auftretender abdomineller Schmerzen, Übelkeit und Erbrechen besorgt. Sie gibt an, dass immer, wenn sie die Muskeln anspanne oder huste, die Anschwellung in der Mitte des Abdomens, gleich über dem Nabel, hervorträte. Gelegentlich habe sie Episoden von krampfartigen, abdominellen Schmerzen, von denen sie annimmt, dass sie durch die Anschwellung verursacht würden. Die Episoden gingen jedoch von selbst innerhalb weniger Minuten vorüber. Dieses Mal habe die Episode am frühen Morgen begonnen, aber die Schmerzen ließen nicht nach und es habe sich Übelkeit und Erbrechen entwickelt.

Anamnestisch besteht eine steroid- und sauerstoffpflichtige chronisch-obstruktive Atemwegserkrankung (COPD), ein Hypertonus sowie Arthritis. Vor 35 Jahren wurde eine Appendektomie und vor einem Monat eine Laparotomie wegen eines Darmverschlusses durchgeführt. Nach der letzten Operation kam es zu einer Infektion der Operationswunde, die antibiotisch behandelt werden musste. Die Patientin verließ das Krankenhaus gegen ärztlichen Rat und ist seitdem nicht mehr bei dem Chirurgen vorstellig geworden. Sie raucht zwei Schachteln Zigaretten täglich.

Körperliche Untersuchung

T: 37,0 °C   RR: 144/92   AF: 18/min.   P: 86/min.

Schlanke Patientin mit Emphysemthorax. Über den Lungen auskultatorisch Giemen, die Patientin gibt an, dies sei „normal". Bei Untersuchung des Abdomens fällt eine alte Appendektomienarbe und in der Mittellinie eine frische Operationsnarbe auf. Der Inzisionsbereich erscheint nicht infiziert, aber es ist eine Anschwellung tastbar. Bei Palpation findet sich eine minimale, diffuse Schmerzhaftigkeit, kein Loslassschmerz, keine Abwehrspannung. Auffällige Darmgeräusche mit multiplen, hohen, klingelnden Geräuschen, die in Wellen über dem Abdomen zu hören sind. Die übrige Untersuchung ist unauffällig, im Stuhl kein Nachweis von okkultem Blut.

Labor/weitere Untersuchungen

Hb: 16 g/dl
Leukozyten: 8900/µl
Thrombozyten: 274000/µl
Albumin: 3,2 g/dl
CT des Abdomens: s. Abb. 33.1.

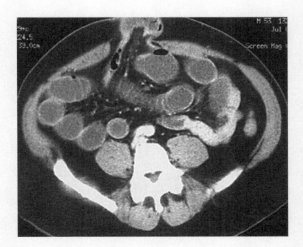

Abb. 33.1: CT des Abdomens.
Aus: Katz, D.S./Math, K.R./Groskin, S.A. (eds.): Radiology Secrets. Philadelphia, Hanley & Belfus, Inc., 1998, pp. 117–124; mit Genehmigung.

Diagnose | Inkarzerierte Narbenhernie

Das CT zeigt in der Mittellinie ventral eine Hernie mit Projektion einer Dünndarmschlinge **anterior der Bauchwandmuskulatur** (wahrscheinlich eine inkarzerierte Hernie) Die meisten anderen dargestellten Dünndarmschlingen sind **dilatiert**.

Pathophysiologie

Narbenhernien treten typischerweise im Rahmen von **Wundinfektionen** nach einem chirurgischen Eingriff (**häufigste Ursache**), **Kortikosteroidmedikation, bei fortgeschrittenem Alter, COPD, Übergewicht** und **Unterernährung** auf. Ein weitere Faktor ist die angewandte chirurgische Technik (z. B. die Verwendung von **resorbierbaren Nahtmaterialien**).
Es kommt zum Hervortreten des Darms bzw. von Organen durch die Bruchpforte. Die Folge kann eine **Inkarzeration** (Einklemmung) und schließlich Obstruktion des Darms sein. Aufgrund der Inkarzeration kann **Ischämie** (sog. Strangulation) zu Darmnekrosen führen und eine Notfalloperation erforderlich machen.

Diagnose und Therapie

Eine unkomplizierte Narbenhernie tritt klassischerweise nach **längerem Stehen, Husten** oder **Anstrengung** auf und stellt sich in Form einer **Vorwölbung im Narbenbereich** dar. Häufig liegen anamnestisch einer oder mehrere der o. g. Risikofaktoren (besonders Wundinfektionen nach chirurgischen Eingriffen) vor.
Bei Inkarzeration fallen Symptome einer Dünndarmobstruktion und eine **persistierende** Vorwölbung auf. Bei Strangulation des Darms kann es schnell zu ausgeprägten Schmerzen, Peritonealzeichen, Hypotonus, Sepsis und Schock kommen.
Bei Fällen, in denen keine Inkarzeration vorliegt, kann eine **elektive Herniotomie** vorgenommen werden. Bei einigen Patienten ist die Einlage eines Netzes zur Prävention einer erneuten Hernie sinnvoll. Bei Patienten mit Inkarzeration des Darms schließt die Behandlung i.v.-Flüssigkeitszufuhr, Ernährung über eine Magensonde und eine antibiotische Therapie ein. Auch wenn die Symptome rückläufig sind, ist eine chirurgische Therapie empfohlen, um einem Rezidiv vorzubeugen. Bei persistierenden Symptomen oder Hinweisen auf die Entwicklung einer Strangulation, ist eine chirurgische Therapie **dringend** erforderlich. Sollte es zu Darmnekrosen gekommen sein, ist eine Resektion der nekrotischen Darmsegmente indiziert.

Gut zu wissen

Bei Personen ohne Voroperationen ist eine inkarzerierte Hernie (meist eine Leistenhernie) die **häufigste Ursache** für einen Dünndarmileus. Sie kann in jedem Alter, auch bei **Kleinkindern,** auftreten.

Chirurgie

Fall 34

Anamnese

Ein 60-jähriger Mann klagt über Abdominalschmerzen und Depression. Er gibt dumpfe, aber andauernde Schmerzen im Oberbauch an. Des Weiteren berichtet er über Übelkeit und Appetitverlust. Seine Frau habe ihn veranlasst, vorstellig zu werden, da sie glaube, er achte nicht mehr auf sich. Er nimmt an, in den letzten zwei bis drei Monaten ca. 20 Pfund an Gewicht verloren zu haben. Auf Nachfragen gibt er an, dass sein Urin dunkler geworden sei und der Stuhl eine gräuliche Farbe habe.

In der Vorgeschichte sind ein Diabetes, wofür der Patient Acarbose einnimmt, und mehrere Pankreatitisschübe zu vermerken. Er hat eine Raucheranamnese von 70 Packyears und während der vergangenen 35 Jahre vier bis fünf Bier täglich getrunken.

Körperliche Untersuchung

T: 37,5 °C   RR: 148/90   AF: 16/min.   P: 84/min.

Schlanker Patient, Sklerenikterus. Es fallen große hyperpigmentierte, samtige Hautplaques im Bereich von Hals, Axillen, Rücken und Extremitäten (s. Abb. 34.1 und 34.2) auf. Bei Untersuchung des Abdomens findet sich bei tiefer Palpation ein leichter Druckschmerz im Epigastrium. Knapp unter dem kaum tastbaren Leberrand ist eine abgerundete, komprimierbare und nicht schmerzhafte Raumforderung palpabel. Leber und Milz nicht vergrößert. Bei Untersuchung der Extremitäten zeigt sich ein erythematöser linearer Strang, der entlang einer Vene im Oberschenkel verläuft. Der Strang ist druckschmerzhaft bei Palpation. Der Patient gibt an, eine ähnliche Läsion am rechten Oberschenkel gehabt zu haben, die vor zwei Wochen weggegangen sei. Bei der rektalen Untersuchung findet sich grauer Stuhl ohne Nachweis von okkultem Blut.

Labor

Hb: 14 g/dl
Leukozyten: 7900/μl
GOT 52 U/l
GPT 24 U/l
Bilirubin gesamt: 5,2 mg/dl
Bilirubin direkt: 4,4 mg/dl
Alkalische Phosphatase: 500 U/l
Lipase 30 U/l
CA 19-9: 488 U/ml (normal < 37)

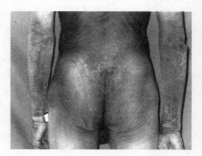

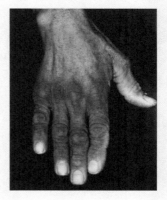

Abb. 34.1: Hautplaques im Bereich des Rückens.
Abb. 34.2: Hauptplaques an der Hand.
Beide aus: Fitzpatrick, J.E./Aeling, J.L. (eds.): Dermatology Secrets. Philadelphia, Hanley & Belfus, Inc., 1996, pp. 241–246 und pp. 247–253; pp. 241–246 und pp. 247–253; mit Genehmigung.

Diagnose Pankreaskarzinom

Die Abbildung zeigt die hyperpigmentierten Hautveränderungen bei **Akanthosis nigricans.**

Pathophysiologie

Beim Pankreaskarzinom handelt es sich meist um ein **Adenokarzinom.** Ein erhöhtes **Malignitätsrisiko** besteht bei: Alter von > 40 Jahren, männlichem Geschlecht, Rauchen, chronischer Pankreatitis (in den meisten Fällen infolge von chronischem Alkoholabusus) und Diabetes. In den meisten Fällen entwickelt sich das Karzinom im Bereich des Pankreaskopfs. Diese Lokalisation führt zu einer frühen Diagnose, da aufgrund biliärer Obstruktion Symptome auftreten, bevor es zu einer Metastasierung kommt.

Diagnose und Therapie

Die klassische Präsentation des Pankreaskarzinoms geht einher mit **Gewichtsverlust, Depression, Anorexie, Ikterus** und **einer vergrößert tastbaren Gallenblase** (Courvoisier-Zeichen) aufgrund der biliären Obstruktion durch Pankreaskopfläsion. Die biliäre Obstruktion ist auch ursächlich für die **dunkle Verfärbung des Urins** (durch direktes Bilirubin) und die **tonfarbenen Stühle** (Gallensalz wird dem Darm nicht mehr zugeführt). Des Weiteren sind auch die o. g. Risikofaktoren zu erwägen.

Ein Pankreaskarzinom (so wie auch andere maligne Intestinalerkrankungen) kann die Ursache für mehrere ungewöhnliche, aber **klassische physische Befunde** sein. Akanthosis nigricans zeigt sich mit samtigen, hyperpigmentierten Plaques, die typischerweise im Hals- und Axillenbereich auftreten. Die paraneoplastische Thrombophlebitis migrans (T. saltans; Trousseau-Syndrom) verursacht palpable, erythematöse, direkt unter der Haut liegende Stränge im Bereich der Extremitäten und des Körpers, die verschwinden, jedoch an anderer Stelle wieder auftreten. **Virchow-Drüse** (linkssupraclavikuläre Adenopathie infolge von Metastasierung) und **Umbilikalmetastasen** sind Zeichen für eine schlechte Prognose.

Allgemein wird die **Diagnose** anhand einer Computertomographie gestellt, die auch hinsichtlich der Resektabilität aussagekräftig ist. Eine Tumorresektion ist die Heilungschance, aber Gefäßinfiltration oder Metastasierung stellen eine Kontraindikation für eine chirurgische Resektion (**Whipple-Operation**) dar. Die 5-Jahres-Überlebensrate liegt nur bei ca. 0,5 %, da die Patienten im Allgemeinen sehr spät vorstellig werden. Die Ansprechrate auf eine Chemotherapie ist sehr gering. In der Mehrzahl der Fälle findet sich ein erhöhter Wert des **Tumormarkers CA 19-9**. Gelegentlich ist auch der **CEA-Wert** erhöht (unspezifisch).

Gut zu wissen

Palliativeingriffe, wie z. B. Gastroenterostomie (Magenausgangsstenose), biliodigestive Anastomose bzw. Stenting (Verschlussikterus) sind ein wichtiger Teil des Managements.

Chirurgie

Fall 35

Anamnese

Ein 31-jähriger Patient sucht aufgrund rektaler Blutungen, die seit drei Wochen bestehen, medizinischen Rat. Er hat die Vorstellung bis jetzt hinausgezögert, da er Angst hatte. Er gibt an, dass er geringe Mengen hellroten Blutes im Stuhl bemerke, jedoch keine Schmerzen habe. Die Anamnese ist unauffällig, er nimmt keine Medikamente ein, raucht nicht und trinkt keinen Alkohol.

Körperliche Untersuchung

T: 37,1 °C   RR: 118/74   AF: 16/min.   P: 64/min.
Der Patient erscheint gesund und nicht akut krank. Kopf, Hals, Thorax und Abdomen sind unauffällig. Bei der digital-rektalen Untersuchung finden sich brauner Stuhl und geringe Mengen hellroten Blutes. Mit der Fingerkuppe sind mehrere kleine Knötchen tastbar, aber keine dominante Raumforderung.
In der Sigmoidoskopie kommen hunderte von kleinsten Polypen im Rektum und im Sigma zur Darstellung. Das Erscheinungsbild des Darms ähnelt dem in der Abbildung dargestellten Darmsegment.

Labor

Hb: 14 g/dl
Leukozyten: 7100/µl
GOT 15 U/l
GPT 13 U/l
Bilirubin gesamt: 0,6 mg/dl
Amylase: 60 U/l

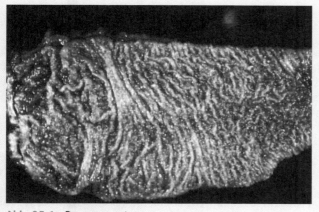

Abb. 35.1: Darmsegment.
Aus: Nivatvongs, S./Becker, E.R: „Colon, rectum, and anal canal." In: James, E.C./Corry, R.J./Perry Jr., J.F. (eds.): Principals of Basic Surgical Practice. Philadelphia, Hanley & Belfus, Inc., 1987, pp. 284–345; mit Genehmigung.

Diagnose: Familiäre adenomatöse Polyposis (coli)

Die Abb. zeigt hunderte von kleinen Kolonpolypen.

Pathophysiologie

Die familiäre adenomatöse Polyposis (FAP) ist eine ungewöhnliche, **autosomal-dominante** Erkrankung, obwohl in einem Drittel der Fälle keine positive Familienanamnese vorliegt und deren Ursache in **spontanen Mutationen** liegt. Bei den betroffenen Patienten finden sich **mindestens 100 adenomatöse Polypen** im Bereich des Kolons, wobei das Rektum in jedem Fall betroffen ist. Das Entartungsrisiko liegt bei geschätzten **70–100 %**. Das Durchschnittsalter dieser Patientengruppe ist 39 Jahre bei Entwicklung eines Kolonkarzinoms (im Vergleich zu einem Durchschnittsalter von 65 Jahren bei der übrigen Population).

Diagnose und Therapie

Klassische Symptome sind Diarrhö oder rektale **Blutungen**. Bei symptomatischen Patienten hat sich häufig schon ein Karzinom entwickelt. Findet sich **familienanamnestisch ein Kolonkarzinom**, besonders **in jungem Alter**, so ist dies ein wichtiger Faktor. Häufig sind Polypen bei jungen Patienten erst im Alter von **15–25 Jahren** nachweisbar.
Allgemein wird die Diagnose durch eine **Endoskopie** gestellt, jedoch können Polypen auch bei einer radiologischen Untersuchung mit Barium-Kontrastmittel auffallen. Zum Ausschluss eines Kolonkarzinoms ist bei Diagnose eine **komplette Koloskopie** indiziert. Die Diagnose wird durch die histologische Aufarbeitung eines Polypen bestätigt.
Zur Therapie ist wegen der 100 %igen Entartungsrate eine **totale Proktokolektomie** indiziert, die auch bei asymptomatischen Patienten möglichst zwischen 16. und 20. Lebensjahr durchgeführt werden sollte. Dieser Eingriff, bei dem meist ein ileoanaler Pouch angelegt wird, ist kurativ, aber mit einer Anzahl von Komplikationen assoziiert. Wichtig ist ein **Screening aller Familienmitglieder** im Rahmen des Managements.

Gut zu wissen

Eine Variante der familiären Polyposis ist das **Gardner-Syndrom**. Hier sind Kolonbefund und Malignitätsrisiko ähnlich, aber es kann neben dem Kolonkarzinom auch zu **Weichteil- und Knochentumoren** (z. B. Osteochondrom, Epidermoid und Fibrom der Haut) führen.
Das **Turcot-Syndrom** ist eine seltene Erkrankung mit familiärer Polyposis und (nach der Pubertät auftretenden) **Hirntumoren**.
Beim **Peutz-Jeghers Syndrom** entwickeln sich **Hamartome** (Malignitätspotential gering) im **Dünndarm** (und häufig im Kolon/Rektum und Magen). Betroffene Patienten haben eine **bukkale/periorale Melaninpigmentierung** (**Sommersprossen-ähnlich**). Das Peutz-Jeghers-Syndrom ist mit einem erhöhten Risiko für ein **Ovarial-, Mamma-, Pankreas-** und **Uteruskarzinom** assoziiert.
Polypen im Kolon und Rektum sind ein *sehr häufiger Befund*; finden sich endoskopisch über 100 Polypen, wird die Diagnose einer familiären Polyposis gestellt.

Chirurgie

Fall 36

Anamnese

Ein 25-jähriger Mann wird in die Notfallaufnahme gebracht, nachdem er bei einer Schlägerei in einer Bar durch einen Stich im Brustbereich verletzt wurde. Dem Patienten wurden aufgrund von Hypotonus zwei Liter Kochsalzlösung während des Transportes in die Klinik verabreicht.

Körperliche Untersuchung

T: 37,1 °C   RR: 84/40   AF: 26/min.   P: 138/min.
Blasser Patient mit mäßiger Dyspnoe. Die Haut ist feuchtkalt, es fällt eine ausgeprägte Erweiterung der Vena jugularis auf. Tiefe Stichwunde links des Sternums im 5. Interkostalraum. Atemgeräusche normal und rein beidseits. Normaler Klopfschall über dem Thorax. Herzgeräusche schwach und gedämpft. Periphere Pulse schwach. Der Patient ist desorientiert und nicht in der Lage, Fragen zu beantworten.

Labor/weitere Untersuchungen

Hb: 15 g/dl
Leukozyten: 8600/µl
Thrombozyten: 450000/µl
Hämatokrit: 45 %
Na: 138 mmol/l
K: 4 mmol/l
Creatinin: 1,1 mg/dl
Urinstatus: kein Nachweis von Blut, Bakterien, Glucose und Leukozyten.
Röntgen-Thorax vor einem Monat: s. Abb. 36.1; aktuell: s. Abb. 36.2

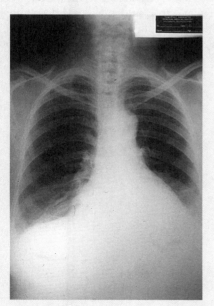
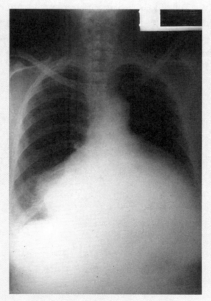

Abb. 36.1: Röntgen-Thorax vor einem Monat.   Abb. 36.2: Röntgen-Thorax aktuell.

Diagnose Herztamponade

Die erste Röntgenaufnahme von vor einem Monat ist normal. Die zweite Aufnahme zeigt eine **ausgeprägte Vergrößerung der Herzsilhouette**. Ursache ist der durch Flüssigkeit (Blut) erweiterte Perikardraum.

Pathophysiologie

Eine Flüssigkeitsansammlung (in diesem Fall Blut) im Perikardraum kann zu einer Beeinträchtigung der Herzfunktion und somit zu einer **Erweiterung der Halsvenen** und **Hypotonus** führen. Um dieses zu kompensieren, kommt es zu Tachykardie und Tachypnoe. Durch die Flüssigkeitsansammlung im Perikardraum wird das **Abhören der Herztöne erschwert** („gedämpft"). Bei diesem Patienten hat der Schock zu einer Bewusstseinstrübung geführt.

Diagnose und Therapie

Bei diesem klinischen Bild ist eine umgehende **Perikardpunktion** indiziert. Diese soll eine rapide Normalisierung der Herzfunktion gewährleisten, bis die endgültige Therapie durchgeführt werden kann. Ist ein Patient in einem stabileren Zustand, ist die Durchführung einer **Echokardiographie** zur Bestätigung des Perikardergusses und Darstellung der Beeinträchtigung der Herzfunktion möglich.

Bei diesem Patienten kann durch **intravenöse Flüssigkeitsgabe keine Verbesserung** des Hypotonus erzielt werden, da das Herz nicht effektiv arbeitet.

Gut zu wissen

Ein Penetrationstrauma des Thorax ist die dramatischste Ursache für einen Perikarderguss, aber auch Urämie (es ist auf **Reibgeräusche** einer gleichzeitig bestehenden urämischen Perikarditis zu achten), Autoimmunerkrankungen, Tuberkulose und maligne Erkrankungen können die Ursache für einen Perikarderguss und sehr selten für eine Tamponade sein.

Im Fall eines Thoraxtraumas können bei reinem Atemgeräusch und regelrechtem Klopfschall über den Lungenfeldern ein Pneumothorax simplex oder Spannungspneumothorax und ein Hämothorax ausgeschlossen werden.

Trauma

Fall 37

Anamnese

Eine 34-jährige Frau war in einen Autounfall verwickelt, bei dem sie aus dem Beifahrersitz geschleudert wurde. In der Notfallaufnahme klagt sie über pleuritische Brustschmerzen rechts und Atemprobleme.

Körperliche Untersuchung

T: 37,1 °C   RR: 80/42   AF: 34/min.   P: 142/min.

Die Patientin hat deutliche Atemnot und sieht blass aus. Ihre Haut ist kaltschweißig, ferner fällt eine Halsvenenstauung auf. Sie hat ein Hämatom über der rechten vorderen Brustwand. Atemgeräusche sind links nicht vorhanden, rechts normal. Der Klopfschall ist über der linken Thoraxseite hypersonor, rechts normal. Die Herztöne sind normal, abgesehen von einer Tachykardie. Die peripheren Pulse sind schwach. Die Patientin wird zunehmend desorientiert und somnolent.

Labor/weitere Untersuchungen

Hb: 15 g/dl
Leukozyten: 10 600/μl
Thrombozyten: 450 000/μl
Na: 136 mmol/l
K: 3,8 mmol/l
Creatinin: 0,8 mg/dl
Urinstatus: kein Nachweis von Blut, Bakterien, Glucose und Leukozyten

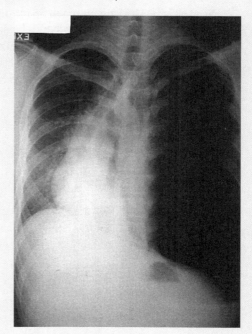

Abb. 37.1: Thorax-Röntgen der Patientin.
Aus: Mellion, M. B. et al. (eds.): The Team Physician's Handbook, 3rd ed. Philadelphia, Hanley & Belfus, Inc., 2002, pp. 441–459; mit Genehmigung.

Diagnose Spannungspneumothorax

Die Röntgenaufnahme zeigt eine **Verdrängung von Trachea** und **Mediastinum** nach rechts und **Hypertransparenz** (aufgrund des kollabierten linken Lungenflügels) mit Beeinträchtigung des Zwerchfells.

Pathophysiologie

Bei Inspiration strömt Luft in den Pleuraraum, die bei Exspiration nicht entweichen kann. Die Luft führt zu Kollaps des betroffenen Lungenflügels und Verdrängung der Trachea und des Mediastinums zur nicht betroffenen Seite. Dies kann den venösen Blutrückstrom und die Herzfüllung beeinträchtigen, was zu **Erweiterung der Halsvenen** und **Hypotonus** führt. Des Weiteren kommt es aufgrund von Hypoxie zu kompensatorischer Tachykardie und Tachypnoe.

Diagnose und Therapie

Bei diesem klinischen Bild ist eine sofortige **Entlastungspunktion** lebensrettend, es sollte nicht unbedingt die radiologische Bestätigung der Diagnose abgewartet werden. Über eine knapp über einer Rippe eingeführte Kanüle kann die Luft entweichen. Infolge kommt es zur Dekompression der betroffenen Thoraxseite und Normalisierung des Blutdrucks. Danach sollte eine **Pleuradrainage** eingelegt werden.
Durch eine i.v.-Flüssigkeitsgabe vor einer Pleurapunktion kann eine Verbesserung des Hypotonus nicht erzielt werden, da der venöse Blutrückstrom beeinträchtigt ist.

Gut zu wissen

Die klassische Ursache für einen Spannungspneumothorax ist ein Trauma. Eine weitere potenzielle Ursache ist die mechanische Lungenventilation, besonders bei **beeinträchtigter Entfaltung der Lungen** (z.B. bei akutem Respiratory-Distress-Syndrom).
Hypersonorer Klopfschall bei einem vorliegenden Thoraxtrauma weist darauf hin, dass weder Hämothorax noch eine Herztamponade vorliegen. Des Weiteren finden sich bei einer Tamponade gedämpfte Herztöne.

Trauma

Fall 38

Anamnese

Einem 42-jährigen Mann war bei einem Raubüberfall mit einem Baseballschläger auf den Kopf geschlagen worden. Anfänglich war er bewusstlos, aber einem Zeugen gelang es, ihn zu Bewusstsein zu bringen, nachdem er den Angreifer verjagt hatte. Der Patient klagte über Kopfschmerzen, wirkte aber orientiert und war in der Lage, selbst eine Ambulanz für sich anzufordern. Beim Eintreffen der Sanitäter zeigte der Patient keine neurologischen Auffälligkeiten, trübte jedoch kurz danach ein und war desorientiert. Danach wurde er wieder bewusstlos.

Körperliche Untersuchung

T: 37,1 °C   RR: 192/102   AF: 8/min.   P: 56/min.
Es findet sich eine palpable knöcherne „Abstufung" über dem linken Schläfenbein mit einer ausgeprägten Weichteilschwellung. Die linke Pupille ist erweitert und fixiert (nicht reaktiv) mit einer Blickabweichung nach lateral und unten, die rechte Pupille ist regelrecht. Bei der fundoskopischen Untersuchung findet sich ein Papillenödem beidseits. Der Mann reagiert nur minimal auf Schmerzreiz. Die untere Extremität links zeigt einen erhöhten Muskeltonus mit positivem Babinski-Zeichen beidseits. Die Untersuchung von Thorax und Abdomen ist unauffällig. Die Atmung ist langsam und unregelmäßig.

Labor/weitere Untersuchungen

Hb: 17 g/dl
Leukozyten: 10 300/µl
Thrombozyten: 450 000/µl
Na: 136 mmol/l
K: 4,1 mmol/l
Creatinin: 0,9 mg/dl
CT-Schädel: s. Abb. 38.1.

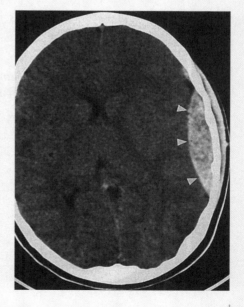

Abb. 38.1: Schädel-CT des Patienten.
Aus: Daffner, R.H.: „Cranial imaging." In: Clinical Radiology: The Essentials, 2nd ed. Baltimore, Williams & Wilkins, 1999, pp. 495–536; mit Genehmigung.

Diagnose   Epidurales Hämatom

Das CT zeigt eine **linsenförmige** (= **bikonvexe**), epidurale Blutansammlung links. Die Folge ist eine Raumforderung und eine leichte Rechtsverschiebung der Ventrikel.

Pathophysiologie

Allgemein tritt ein epidurales Hämatom nach einem Schädeltrauma durch Gewalteinwirkung auf. Bei den meisten Patienten liegt eine **Fraktur des Schläfenbeins** vor, die zu einer Ruptur der **Arteria meningea media** mit intrakranieller Einblutung führen kann.
Häufig kommt es bei epiduralen Hämatomen zu einer kontinuierlichen Größenzunahme, deren Ursache eine kontinuierliche Blutung durch den **hohen Druck** in der verletzten Arterie (verglichen mit dem niedrigen Druck einer Vene oder einem duralen Sinus mit subduralem Hämatom) ist. Allgemein führt dies **zu rapider Hirndrucksteigerung, Raumforderung** und neurologischen Symptomen.

Diagnose und Therapie

Die klassische Vorgeschichte bei einem epiduralen Hämatom ist ein schweres Schädeltrauma mit **Bewusstlosigkeit,** danach ein **kurzes, freies Intervall** gefolgt von erneuter Bewusstseinseintrübung bis hin zum Koma. Typische neurologische Zeichen sind **große, fixierte, nicht-reaktive Pupillen** ipsilateral aufgrund einer Kompression des dritten Hirnnervs durch eingeklemmte Hirnanteile (transtentorielle Herniation). Eine Schädigung des ipsilateralen ersten Motoneurons führt oft zu zentralen Lähmungserscheinungen der kontralateralen Körperhälfte (**erhöhter Muskeltonus/Spastik, Hyperreflexie, positives Babinski-Zeichen**). Ein **natives CT** bestätigt die Diagnose. (Bei einem Trauma ist ein CT mit Kontrastmittel nicht indiziert, da sowohl Blut als auch Kontrastmittel weiß zur Darstellung kommen). Das klassische Bild ist eine Schläfenbeinfraktur mit dicht unterhalb der Fraktur liegender linsenförmiger Blutansammlung.
Als lebensrettende Maßnahme und um weitere neurologische Schäden zu verhindern, ist eine **sofortige neurochirurgische Therapie** mit Trepanation und Blutstillung erforderlich.

Gut zu wissen

Dieser Patient entwickelt die klassischen Zeichen zunehmenden Hirndrucks, einschließlich **Papillenödem, verlangsamter und unregelmäßiger Atmung** und **Cushing-Syndrom**, d.h. **Hypertonus und Bradykardie** (Zeichen des deutlich erhöhten Hirndrucks).

Trauma

Anamnese

Ein 37-jähriger Patient wird nach einem Autounfall in die Notaufnahme gebracht. Er ist bei Bewusstsein, aber verwirrt und nicht in der Lage, Informationen zu geben.

Körperliche Untersuchung

T: 37,1 °C   RR: 102/60   AF: 36/min.   P: 122/min.
Patient mit offensichtlichem Trauma im Gesichts- und Unterkieferbereich mit Deformierung der Knochenstruktur in diesem Bereich und multiplen Gesichtsverletzungen. Bei Untersuchung der Mundhöhle findet sich ein instabiler Unterkiefer und hellrotes Blut in der Mundhöhle. Fremdkörper finden sich nicht. Der Patient hat eine hohe Atemfrequenz und inspiratorischen Stridor mit Gurgelgeräuschen zwischen den Atemzügen. Starker Alkoholfötor. Lungen auskultatorisch rein, jedoch Tachykardie. Die Pulse sind etwas schwach. Die Untersuchung von Abdomen und Extremitäten ist unauffällig.

Labor

Hb: 15 g/dl
Leukozyten: 9900/µl
Thrombozyten: 400 000/µl
PaO_2: 56 mmHg
$PaCO_2$: 58 mmHg
pH: 7,25

Diagnose Atemwegsobstruktion

Pathophysiologie

Atemwegsobstruktion im Rahmen eines Traumas ist eine häufige Ursache für vermeidbare Todesfälle. Klassisch ist eine Beeinträchtigung der Atemwege durch Frakturen im Bereich von **Mittelgesicht und Kiefer, Intoxikation** (z. B. **Alkohol, Opiate** oder andere Sedativa), **Blutung/Hämatom** (oft im Halsbereich), die zu einer mechanischen Kompression der Trachea führen, sowie **Rauchinhalation/schwere Verbrennungen.**
Infolge einer Beeinträchtigung der Atemwege kommt es zu einem **Abfall der Sauerstoffsättigung** und einer **Erhöhung des Kohlendioxidspiegels.** Die Atemfrequenz nimmt zu, außer bei vorliegender Atemdepression durch Intoxikation oder Läsionen des Zentralnervensystems.

Diagnose und Therapie

Liegt ein Trauma vor, sollten die o. g. Risikofaktoren in Erwägung gezogen werden. Normalerweise findet sich eine **abnormal erhöhte oder reduzierte Atemfrequenz** (mit Atemdepression). Die arterielle Blutgasanalyse zeigt **Hypoxie** und **Hyperkapnie** (Erhöhung des CO_2) mit Azidose (respiratorisch). Abnormale Atemwegsgeräusche, wie z. B. **Stridor, Gurgelgeräusche** oder **lautes Schnarchen,** weisen allgemein auf **eine Obstruktion der oberen Atemwege** hin (oberhalb der Stimmbänder).
Zur Behandlung wird ein **(künstlicher) Atemweg** durch Intubation hergestellt. Während der Patient für die Intubation vorbereitet wird, sollte schnell abgeklärt werden, ob sich **Fremdkörper** in der Mundhöhle befinden. Ist es möglich, die Obstruktion zu beseitigen, ist eine oro- oder nasopharyngeale Intubation möglich. Ansonsten ist jedoch die **endotracheale Intubation** der Goldstandard. Bei fraglicher **Verletzung der Halswirbelsäule** sollte der Hals während des Intubationsvorgangs manuell **immobilisiert** werden.
Sollte es nicht möglich sein, einen endotrachealen Tubus zu legen, kann eine **Nadel-Krikothyreodotomie** (Einführen einer Nadel durch die Ringknorpelmembran) durchgeführt werden. Dies ist häufig eine Übergangsmaßnahme, bis ein chirurgischer Eingriff möglich ist (mit einem Skalpell wird die Ringknorpelmembran für eine Tracheotomie oder einen kleinen endotrachealen Tubus erweitert).

Gut zu wissen

Die erste und wichtigste Maßnahme ist, Atemwege und Atmung zu sicherzustellen. Bei einem nicht atmenden, verblutenden, hypotensiven Patienten ist zuerst der Atemweg zu sichern (ABC-Regel)!

Trauma

Fall 40

Anamnese

Ein 14-jähriges Mädchen war gerade in einen Autounfall verwickelt. Es saß angegurtet auf dem Beifahrersitz. Die Patientin weint und klagt über abdominelle Schmerzen, die bis in die linke Schulter ausstrahlen. Sie ist verwirrt und spricht immer wieder mit ihrer Mutter, die sich jedoch nicht im Raum befindet. Der Vater, der Fahrer des Fahrzeugs, wird aufgrund multipler schwerer Verletzungen in einem anderen Raum behandelt.

Körperliche Untersuchung

T: 36,5 °C   RR: 92/58   AF: 22/min.   P: 142/min.

Blasse Patientin mit feucht-kalter Haut. Konjunktiven blass. Lungen auskultatorisch rein, keine Herzgeräusche, jedoch ausgeprägte Tachykardie. Pulse schwach und filiform. Die Untersuchung der linken Schulter und Skapula ist unauffällig, bei passiver Bewegung keine Schmerzhaftigkeit, Einschränkung oder Resistenz. Im Bereich des Abdomens Ekchymosen über dem unteren Quadranten links mit Abwehrspannung und stark ausgeprägtem Druckschmerz. Schmerzhaftigkeit auch im Bereich des oberen Quadranten links. Tiefe Palpation in diesem Bereich verschlimmert die Schmerzen im Bereich der linken Skapula der Patientin. Druckschmerzhaftigkeit im Bereich der unteren Rippen links anterior. Darmgeräusche vermindert, aber vorhanden. Bei der rektalen Untersuchung kein Nachweis für okkultes Blut im Stuhl. Die übrige Untersuchung ist unauffällig.

Labor/weitere Untersuchungen

Hb: 7 g/dl
Leukozyten: 10 600/µl
Thrombozyten: 430 000/µl
Creatinin: 1 mg/dl
Harnstoff: 25 mg/dl
PaO_2: 106 mmHg
$PaCO_2$: 30 mmHg
pH: 7,32
CT des Abdomens: s. Abb. 40.1

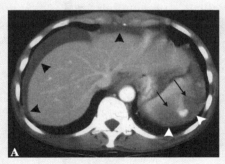 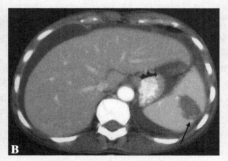

Abb. 40.1: CT des Abdomens (A).   **Abb. 40.2:** CT des Abdomens (B).

Beide aus: Katz, D.S./Math, K.R./Groskin, S.A. (eds.): Radiology Secrets. Philadelphia, Hanley & Belfus, Inc., 1998, pp. 461–467; mit Genehmigung.

Diagnose Schwere Milzruptur

Das CT (A) zeigt Blut im Bereich von Leber und Milz (*Pfeile*) und eine **aktive Milzblutung** (*Pfeile/weißer Fleck*) sowie (B) Quetschung/Riss der Milz (*minder dichter [dunkler] Bereich*).

Pathophysiologie

Eine Verletzung der Milz ist eine der häufigsten Folgen eines stumpfen Traumas. Die Milz ist eins der **am häufigsten verletzten intraabdominellen Organe**. Es ist möglich, dass bei leichteren Verletzungen wenige Symptome/Zeichen verursacht werden, jedoch können schwere Verletzungen zu **starken Blutungen, Schock** und zum **Tod** führen. Das Spektrum der Verletzungen kann von einer leichten Quetschung bis hin zur **Milzruptur** reichen.

Diagnose und Therapie

Die klassische Anamnese ist ein stumpfes Bauchtrauma. Häufig klagen die Patienten über **Abdominalschmerzen im linken unteren Quadranten**, möglicherweise mit **Ausstrahlung in die linke Schulter/den Schlüsselbeinbereich** (Kehr-Zeichen aufgrund von Zwerchfellreizung). Es können lokale Bauchdeckenspannung und Druckschmerzhaftigkeit im linken unteren Quadranten des Abdomens vorliegen. Häufig finden sich überlagernde **Rippenfrakturen** (untere Rippen links). Eine starke oder persistierender Blutung kann **Tachykardie, Tachypnoe, Hypotonus** und **Schock** zur Folge haben.
Allgemein wird die Diagnose mittels **CT** gestellt. Mit zunehmender Verbesserung der CT-Qualität wird die **diagnostische Peritoneallavage seltener** angewandt. Freies Blut im Peritoneum, Typ und Schweregrad der Milzverletzung sowie andere assoziierte Auffälligkeiten können entdeckt werden.
Da bei dieser Patientin freie Atemwege und adäquate Atmung vorliegen, sind i.v.-Flüssigkeitsgabe und/oder Bluttransfusion initial indiziert. Die meisten Milzverletzungen werden **konservativ** behandelt. Zur Kontrolle des Heilungsprozesses werden wiederholt CT-Untersuchungen durchgeführt. In mittelschweren Fällen kann eine chirurgische Blutstillung (Naht, Klebung, Segmentresektion) versucht werden, in schweren Fällen bleibt nur die Splenektomie.

Gut zu wissen

Nach einer Splenektomie ist eine **Impfung** mit *Pneumococcus*- und *Haemophilus influenzae*-Vakzinen indiziert. Bei fehlender oder nicht funktionsfähiger Milz besteht ein deutlich erhöhtes Risiko für eine Sepsis durch **bekapselte Bakterien** (*Streptococcus pneumoniae, H. influenzae, Neisseria meningitidis*).
Wenn auch selten, so kann bei Patienten mit infektiöser Mononukleose und Splenomegalie (oder anderen Ursachen für eine Splenomegalie) ein erhöhtes Risiko für eine Milzruptur vorliegen. Betroffenen sollte aufgrund des Risikos geraten werden, Kontaktsportarten zu vermeiden.

Trauma

Fall 41

Anamnese

Ein 26-jähriger Mann wurde beim Überqueren der Straße von einem Bus angefahren. In der Notfallaufnahme klagt er über starke Schmerzen im Beckenbereich. Schmerzen in anderen Bereichen verneint er und bittet um Schmerzmittel. Die Anamnese des Patienten ist unauffällig, keine Medikation. Drogen- oder Alkoholabusus werden verneint.

Körperliche Untersuchung

T: 36,9 °C   RR: 116/68   AF: 18/min.   P: 110/min.

Labor/weitere Untersuchungen

Hb: 15 g/dl
Leukozyten: 9100/µl
Thrombozyten: 330 000/µl
Creatinin: 1 mg/dl
Harnstoff: 15 mg/dl
Beckenübersicht: s. Abb. 41.1

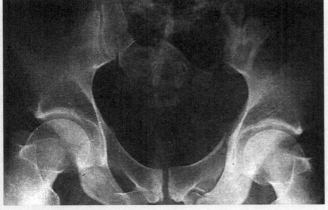

Abb. 41.1: Röntgen des Beckens.
Aus: Harris Jr., J.H./Harris, W.H.: The Radiology of Emergency Medicine, 2nd ed. Baltimore, Williams & Wilkins, 1981, p. 524; mit Genehmigung.

Diagnose Beckenfraktur mit assoziierter Verletzung der Urethra

Die Röntgenaufnahme zeigt eine Fraktur des Ramus inferior ossis pubis beidseits und eine Fraktur des Ramus superior ossis pubis linkslateral.

Pathophysiologie

Die häufigste Ursache für Beckenfrakturen sind **Autounfälle**, ganz gleich, ob das Unfallopfer als **Fahrer, Beifahrer** oder **Fußgänger** an dem Unfall beteiligt war. Eine weitere Ursache sind Stürze aus großer Höhe, die meist bei **jungen Erwachsenen** vorkommen. Bei älteren Menschen mit Osteoporose oder anderen Knochenerkrankungen können Beckenfrakturen auch **bei leichteren Stürzen** auftreten, sie sind jedoch normalerweise nicht lebensbedrohlich. Das Becken formt einen knöchernen Ring, und Frakturen treten gewöhnlich an **zwei Stellen** auf.
Beckenfrakturen geben aus mehreren Gründen Anlass zu Besorgnis: 1. Oft treten Beckenfrakturen im Rahmen eines schweren Traumas auf, so dass sie **häufig mit extrapelvinen Verletzungen assoziiert** sind. 2. Es kann zu **lebensbedrohlichen Blutungen** kommen. 3. Beckenfrakturen können Verletzungen von **Urethra, Blase** oder **Darm** verursachen. Urethraverletzungen werden fast nur **bei Männern** gesehen, dieses ist in der Länge der Urethra begründet.

Diagnose und Therapie

Häufig verursachen Beckenfrakturen **Spontanschmerz** und **Druckschmerz** mit **manueller Kompression des knöchernen Beckens** (z.B. Seit-Seit-/vordere Kompression der Darmbeinflügel oder des Darmbeinstachels, Kompression der Symphysis pubica) und können **Instabilität** des Beckens verursachen. Aufgrund der Schmerzen vermeiden die Patienten passive und/oder aktive Bewegung der Beine.
Klassischerweise kommt es bei **komplexen vorderen Beckenfrakturen** zu Urethraverletzungen. Die Anzeichen einer Urethraverletzung sind **Blut im Bereich des Urethrameatus** (am häufigsten), **Ekchymosen im Skrotal- und/oder Perinealbereich** und eine **hochliegende und bei Palpation schmerzhafte Prostata**. Diese Befunde sind wichtig, da sie eine **Kontraindikation** für die Anlage eines **Foley-Katheters** darstellen, der in den meisten Traumasituationen routinemäßig angelegt wird.
Beckenfrakturen werden mittels Standard-Röntgenuntersuchung diagnostiziert. Ein CT kann okkulte Verletzungen zur Darstellung bringen und ist bei komplexen Beckenfrakturen hilfreich. Je nach Typ der Fraktur kann eine konservative Behandlung, aber auch eine sofortige offene Reposition und Stabilisierung mit Platten und Schrauben bei instabilen Beckenfrakturen mit schweren Blutungen indiziert sein. Transfusionen/i.v.-Flüssigkeitsgabe können notwendig sein.
Zum Ausschluss von Urethraverletzungen sollte ein **retrogrades Urethrogramm** *vor Anlage eines Foley-Katheters* durchgeführt werden (Farbstoff wird durch die Urethraöffnung zur Blase hineingespritzt). Liegt eine Urethraverletzung vor, kann eine **chirurgische Versorgung** notwendig sein.

Gut zu wissen

Massive retroperitoneale Blutungen aus dem Venenplexus des Beckens sind eine gefürchtete Komplikation.
Ist ein Patient aufgrund einer Beckenfraktur hämodynamisch instabil, sollte die Anwendung einer Beckenzwinge in Erwägung gezogen werden.

Trauma

Anamnese

Eine 32-jährige Frau kommt nach einem Frontalzusammenstoß, bei dem sie als Fahrerin nicht angegurtet im Fahrzeug saß, in die Notaufnahme. Sie gibt an, mit dem Brustkorb auf das Lenkrad geschlagen zu sein, und klagt über Schmerzen in der Brust, wobei sie auf das Sternum zeigt. Andere Symptome werden verneint. Anamnestisch leidet die Patientin an Depressionen, die mit Sertralin behandelt werden. Drogen- und Alkoholabusus werden verneint.

Körperliche Untersuchung

T: 36,9 °C   RR: 126/76   AF: 14/min.   P: 92/min.
Schlanke, gesund erscheinende Patientin. Kopf und Hals unauffällig, Skleren nicht abgeblasst. Bei Palpation geringe Schmerzhaftigkeit über dem Sternum, sonst unauffälliger Thoraxbefund. Abdomen weich, kein Druckschmerz, Darmgeräusche regelrecht. Extremitäten unauffällig.

Labor/weitere Untersuchungen

Hb: 13 g/dl
Leukozyten: 7300/μl
Thrombozyten: 380 000/μl
Creatinin: 1 mg/dl
Harnstoff: 10 mg/dl
Röntgen-Thorax: s. Abb. 42.1 (A)
Angiogramm der Brustaorta: s. Abb. 42.2 (B)

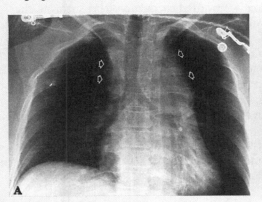
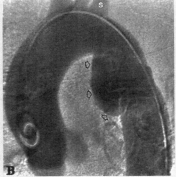

Abb. 42.1: Röntgen-Thorax.   Abb. 42.2: Angiogramm der Brustaorta.
Beide aus: Groskin, S.A.: „Chest trauma." In: Katz, D.S./Math, K.R./Groskin, S.A. (eds.): Radiology Secrets. Philadelphia, Hanley & Belfus, Inc., 1998, pp. 455–461; mit Genehmigung.

Diagnose: Traumatische Aortenverletzung (Aortenruptur)

Die Röntgenaufnahme zeigt ein aufgeweitetes Mediastinum (*Pfeile*) und im Angiogramm kommt ein traumatisches **„Pseudoaneurysma"** (*Pfeile*) in der klassischen Lokalisierung, gleich distal der linken A. subclavia (s. *„S" oben*) zur Darstellung.

Pathophysiologie

Eine Aortenruptur tritt allgemein infolge von **Dezelerationsverletzungen** auf. **Autounfälle, Stürze aus großer Höhe** und schwere, **direkte Schläge** auf den Brustkorb sind die häufigsten Ursachen. Bei 80–90 % führt eine solche Verletzung sofort zum Tode und von den Überlebenden versterben 50 % innerhalb von 48 Stunden. Bei den Überlebenden findet sich eine Ruptur von Intima und Media bei intakter **Adventitia**, der äußeren Gefäßwand. Die Folge ist ein „Pseudoaneurysma". Als Ursache für die meist **distal der linken A. subclavia** auftretende Verletzung wird die Verankerung der Aorta durch das **Ligamentum arteriosum** angenommen.

Die meisten Aortenverletzungen führen zu einer **mediastinalen Blutung,** die der Grund für die mediastinale Aufweitung ist, wie klassischerweise in der Röntgenaufnahme dargestellt.

Diagnose und Therapie

Im Rahmen eines Dezelerationstraumas ist die Diagnose zu vermuten, besonders wenn der Patient über **in den Rücken ausstrahlende Thoraxschmerzen** klagt oder eine radiologisch nachgewiesene Verbreiterung des Mediastinums vorliegt. **Defizitäre/asymmetrische Pulse** oder **asymmetrische Blutdruckwerte** in den **oberen Extremitäten** können ebenfalls auffallen. Bei einer proximalen Aortenverletzung, die nur selten auftritt, kann es zu Herztamponade mit Schock kommen. Erhöhte Wachsamkeit ist erforderlich, da diese lebensbedrohliche Verletzung nur wenige oder keine Symptome verursachen kann und eine sofortige Therapie zwingend erforderlich ist.

Erste Röntgenaufnahmen mit mediastinaler Verschattung und Aufweitung können auf eine solche Verletzung hinweisen. Der **Goldstandard** bei der Diagnose ist das **Angiogramm**. Ein **CT** des Thorax mit Kontrastmittel kann zum Screening eingesetzt werden, und ein verdächtiger Befund (mediastinale Blutung, Intimalappen) wird mit einer Angiographie abgeklärt. Eine solche Verletzung kann auch durch eine **transösophageale Echokardiographie** diagnostiziert werden.

Zur Behandlung ist sofortige **rekonstruktive Gefäßchirurgie** erforderlich, die mit einem relativ hohen Mortalitätsrisiko (jedoch immer noch geringeres Risiko als keine Behandlung) sowie **Lähmung** durch Rückenmarksischämie assoziiert ist.

Gut zu wissen

Die wahrscheinlichste Ursache für einen sofortigen Tod nach einem Fall aus großer Höhe oder einer schweren Aufprallverletzung ist eine **Aortenruptur**.

Trauma

Fall 43

Anamnese

Ein 58-jähriger als Alkoholiker bekannter Mann stellt sich nach einem tätlichen Angriff mit Kopfschmerzen in der Notfallaufnahme vor. Er berichtet, er sei vor zwei Tagen niedergeschlagen worden und beim Sturz auf den Boden mit dem Kopf aufgeschlagen. Seit dieser Zeit habe er zunehmende Kopfschmerzen, das Bewusstsein habe er zu keiner Zeit verloren. Auf weiteres Nachfragen gibt der Patient auch Unsicherheit beim Stehen und Müdigkeit an. Anamnestisch sind nur Magenulzera und Alkoholismus zu erwähnen. Eine regelmäßige Medikation besteht nicht.

Körperliche Untersuchung

T: 36,9 °C   RR: 138/86   AF: 14/min.   P: 82/min.
Verwahrloster, nach Alkohol riechender Patient. Er ist lethargisch, es ist notwendig, ihn wiederholt anzusprechen und zu stimulieren, damit er wach bleibt. Das linke Bein zeigt eine leichte Reflexsteigerung bei positivem Babinski-Zeichen. Unsicherer, breitbeiniger Gang.

Labor/weitere Untersuchungen

Hb: 13 g/dl
MCV: 110 fl
Leukozyten: 7000/µl
Thrombozyten: 130000/µl
Ferritin: 190 µg/l
Creatinin: 1 mg/dl
GOT: 76 U/l
GPT: 34 U/l
MRT-Schädel: s. Abb. 43.1

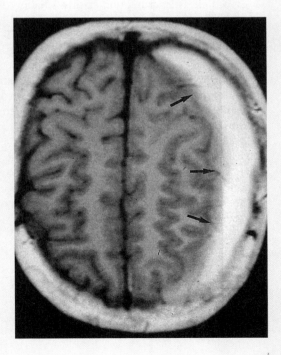

Abb. 43.1: MRT des Schädels.
Aus: Daffner, R.H.: „Cranial imaging." In: Clinical Radiology: The Essentials, 2nd ed. Baltimore, Williams & Wilkins, 1999, pp. 495–536; mit Genehmigung.

Diagnose Subdurales Hämatom

Das MRT zeigt eine halbmondförmige Blutansammlung unter der Schädeldecke links.

Pathophysiologie

Subdurale Hämatome treten häufig als Folge eines Schädeltraumas auf. Patienten können akut mit einem subduralen Hämatom vorstellig werden, aber auch noch **bis zu 1–2 Monate** nach dem ursächlichen Trauma. Bei Kleinkindern kann heftiges Schütteln (Kindesmisshandlung) ein subdurales Hämatom zur Folge haben. Es wird angenommen, dass es durch eine venöse Blutung aufgrund einer gerissenen **Brückenvene** zu einer intrakraniellen Blutansammlung kommt. Die feste Begrenzung durch die Dura verhindert in der Regel, dass sich subdurale Hämatome **über die Mittellinie ausbreiten**.
Da das Blut nur unter **niedrigem Druck** aus der Vene entweicht (im Gegensatz zu arteriellem Blut beim epiduralen Hämatom), stoppt die Blutung häufig oder es besteht nur noch eine sehr langsame Blutung, sobald durch die Blutansammlung in dem relativ kleinen Raum ein erhöhter Hirndruck entsteht. Dies ist auch der Grund, warum einige Patienten erst Tage oder sogar Wochen nach der Verletzung vorstellig werden, was die Diagnose erschwert.

Diagnose und Therapie

Im akuten Rahmen eines Schädelhirntraumas ist die Diagnose normalerweise eindeutig, da die Patienten klassischerweise unter **Kopfschmerzen** leiden und **fokale neurologische Zeichen** oder **Bewusstseinsstörungen** vorliegen können. Subakute oder chronische Präsentationen sind typisch bei **Alkoholikern** oder **älteren Patienten** (oft unter oraler Antikoagulation). Symptome/Zeichen sind **Kopfschmerzen, Lethargie, Ataxie/unsicherer Gang,** Zeichen eines **erhöhten Hirndrucks** (z. B. **Papillenödem**) und/oder **fokale neurologische Ausfälle** (z. B. Reflexsteigerung und positives Babinski-Zeichen [wie bei diesem Patienten], Zeichen einer Kompression des Hirnparenchyms).
Die Diagnose wird mittels eines nativen CT gestellt. Subdurale Hämatome kommen i. A. sichelförmig zur Darstellung (im Gegensatz zum epiduralen Hämatom, das sich linsenförmig darstellt).
Kleine Hämatome werden häufig **konservativ** behandelt, bei zunehmenden Symptomen und/oder zur Kontrolle des Rückgangs wird ein CT durchgeführt. Liegen neurologische Symptome oder der Nachweis zunehmenden Hirndrucks vor, ist eine **chirurgische Hämatomausräumung** indiziert.

Gut zu wissen

Bei einem Kleinkind mit einem subduralen Hämatom, besonders wenn eine Retinaeinblutung vorliegt, sollte an Kindesmisshandlung gedacht werden, es sei denn, ein Trauma ist bekannt.

Trauma

Fall 44

Anamnese

Ein 35-jähriger Mann wird nach einem schweren Autounfall, in den er als angegurteter Beifahrer verwickelt war, in die Notaufnahme gebracht. Er klagt über starke abdominelle Schmerzen mit Ausstrahlung in den Schulterbereich und leichte Kurzatmigkeit. Die Anamnese ist unauffällig, eine Medikation liegt nicht vor, Alkohol- und Drogenabusus werden verneint.

Körperliche Untersuchung

T: 36,6 °C   RR: 122/78   AF: 18/min.   P: 80/min.

Patient in gutem Allgemein- und Ernährungszustand mit leichter Tachypnoe; Darmgeräusche im Thorax links unten hörbar. Kopf und Hals unauffällig. Abdomen mit minimalem diffusem Druckschmerz bei tiefer Palpation und regelrechten Darmgeräuschen. Bei Untersuchung der Extremitäten kein Druckschmerz bei Palpation, keine Einschränkung der aktiven und passiven Mobilität des linken Arms und der Schulter. Im Stuhl kein Hinweis für okkultes Blut.

Labor/weitere Untersuchungen

Hb: 16 g/dl
Leukozyten: 7900/µl
Thrombozyten: 360 000/µl
Creatinin: 0.8 mg/dl
Röntgen-Thorax stehend: s. Abb. 44.1
Röntgen-Thorax auf dem Rücken liegend nach Anlage einer Magensonde: s. Abb. 44.2

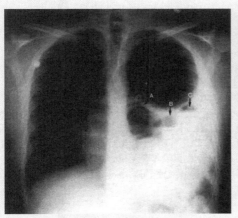

Abb. 44.1: Röntgen-Thorax stehend.
Aus: James, E.C./Iwen, G.W.: „Thoracic trauma." In: James, E.C./Corry, R.J./Perry Jr., J.F. (eds.): Principals of Basic Surgical Practice. Philadelphia, Hanley & Belfus, Inc., 1987, pp. 511–520; mit Genehmigung.

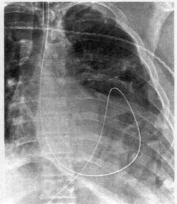

Abb. 44.2: Röntgen-Thorax auf dem Rücken liegend.
Aus: Groskin, S.A.: „Chest trauma." In: Katz, D.S./Math, K.R./Groskin, S.A. (eds.): Radiology Secrets. Philadelphia, Hanley & Belfus, Inc., 1998, pp. 455–461; mit Genehmigung.

Diagnose Traumatische Zwerchfellruptur

Abb. 44.1 zeigt **Luft-Flüssigkeitsspiegel** in im **Thorax** gelegenen **Dünndarmschlingen** (B, C). Abb. 44.2 zeigt eine **Magensonde** (strahlenundurchlässige weiße Linie) mit Verlagerung in den **Thorax linksseitig oberhalb des Zwerchfells**.

Pathophysiologie

Eine Zwerchfellruptur tritt klassischerweise im Rahmen eines **stumpfen Traumas** (allgemein bei Autounfällen) auf, kann aber auch Folge eines penetrierenden Traumas sein. Sie tritt in **ca. 90 % linksseitig** auf, da das Zwerchfell rechts durch die Leber „geschützt" wird. Patienten können akut oder auch mehrere Jahre nach der initialen Verletzung vorstellig werden. Der Hauptgrund für Besorgnis ist eine mögliche **Inkarzeration** des verlagerten Magens/Darms.

Diagnose und Therapie

Bei einem Trauma können **abdominelle Schmerzen** vorhanden sein, die möglicherweise aufgrund der Zwerchfellreizung in die **linke Schulter/Skapula** (obwohl dieses klassischer bei einer Milzverletzung ist) ausstrahlen können. Wenn die verlagerten Bauchorgane auf die Lunge pressen, kann es zu einer **Kompromittierung der Atmung** kommen. Aufgrund der Kompression kann es zu einer **Verlagerung des Mediastinums** weg von der durch die Hernie betroffene Seite kommen. Der klassische Befund bei der körperlichen Untersuchung sind die **im Thoraxbereich zu hörenden Darmgeräusche,** womit eigentlich schon die Diagnose feststeht.
Gelegentlich ist die Diagnose auch anhand einer **Röntgenaufnahme des Thorax** möglich, nämlich wenn im Thorax über dem Zwerchfell Darmschlingen oder eine in den Thorax verlagerte Magensonde zur Darstellung kommen. Um verlagerte Bauchorgane nachzuweisen, ist ein **CT** sensitiver und kann, falls vorhanden, weitere Verletzungen nachweisen.
Ein **chirurgischer Eingriff** mit Verschluss des Herniendefektes ist indiziert.

Gut zu wissen

Patienten können **Jahre nach dem Auftreten der Hernie** mit Symptomen/Zeichen einer Darminkarzeration/Darmobstruktion vorstellig werden.
Das klassische Zeichen einer **kongenitalen Zwerchfellhernie** bei der Geburt ist **Dyspnoe** als Folge von **pulmonaler Hypoplasie** auf der betroffenen Seite (der verlagerte Darm komprimiert die sich entwickelnde Lunge und verursacht Hypoplasie). Kongenitale Zwerchfellhernien treten normalerweise linksseitig auf und sind typischerweise vom **Bochdalek-Typ** (**posterolateraler** Zwerchfelldefekt). Die klassischen Zeichen sind gleich: Darmgeräusche im Thorax oder in der Röntgenaufnahme des Thorax sichtbare Darmschlingen im Thorax.

Trauma

Fall 45

Anamnese

Ein 29-jähriger Mann wird mit dem Rettungswagen zur Notfallaufnahme gebracht, nachdem er bei einer Schlägerei in einer Bar niedergestochen wurde. Der Patient ist kurzatmig und hat daher Schwierigkeiten, Angaben zu machen. Er gibt an, er sei in den Rücken linksseitig gestochen worden. Er verneint anamnestische Besonderheiten und nimmt keine Medikamente ein.

Körperliche Untersuchung

T: 36,5 °C   RR: 98/60   AF: 26/min.   P: 120/min.
Patient mit moderater Tachypnoe, etwas blass. Halsvenen nicht gestaut. Normale Herztöne, Tachykardie mit regelrechtem Rhythmus. Am Rücken, auf Höhe der 6. Rippe links-posterior findet sich eine tiefe, ausgezackte Wunde, vereinbar mit einem Messerstich. Die Wunde blutet leicht. Der rechte Lungenflügel ist auskultatorisch rein. Über dem linken Lungenflügel ausgeprägt verminderte Atemgeräusche in den unteren zwei Dritteln des Thorax sowie dumpfer Schall bei Perkussion und reduzierter Stimmfremitus. Abdomen und Extremitäten unauffällig.

Labor/weitere Untersuchungen

Hb: 10 g/dl
Leukozyten: 8900/µl
Thrombozyten: 310 000/µl
Creatinin: 0,8 mg/dl
Harnstoff: 20 mg/dl
Röntgen-Thorax stehend: s. Abb. 45.1

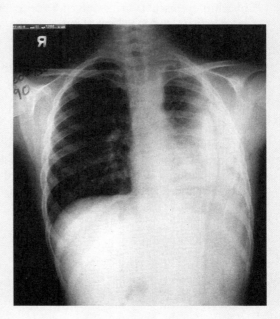

Abb. 45.1: Röntgen-Thorax stehend.
Aus: Shileds, T.W.: „Chest wall, pleura, mediastinum, and diaphragm" In: James, E.C./Corry, R.J./Perry Jr., J.F. (eds.): Principals of Basic Surgical Practice. Philadelphia, Hanley & Belfus, Inc., 1987, pp. 172–187; mit Genehmigung.

Diagnose Hämatothorax

Die Röntgenaufnahme des Thorax zeigt einen großen, linksseitigen Pleuraerguss, wobei in diesem Fall davon ausgegangen werden kann, dass es sich um Blut handelt.

Pathophysiologie

Ein Hämatothorax kann in Folge eines stumpfen oder penetrierenden Traumas auftreten. Das sich im Pleuraraum ansammelnde Blut kann auf der betroffenen Seite die Lunge komprimieren, was zu verminderter Sauerstoffzufuhr und bei Verlust einer großen Menge Blut aus den Blutgefäßen zu Hypovolämie führen kann. Findet sich bei der ersten Untersuchung >1 Liter Blut im Pleuraraum, so kann dies auf die Verletzung einer Hauptarterie oder des Herzens hinweisen.

Diagnose und Therapie

Anamnestisch finden sich bei den Patienten ein Thoraxtrauma, **verminderte Atemgeräusche** auf der betroffenen Seite, **dumpfer Klopfschall** und verminderter **Stimmfremitus** (diese Befunde liegen in jedem Fall von **Pleuraergüssen** vor, sowohl bei Blutansammlungen als auch bei anderen Flüssigkeiten). **Häufig ist die Sauerstoffversorgung beeinträchtigt,** und als Folge des massiven Blutverlustes in den Pleuraraum kann es zu einem **Hypotonus** mit Tachykardie kommen. Nach einem stumpfen Trauma zeigt die Röntgenaufnahme einen großen Pleuraerguss und häufig auch **Rippenfrakturen.**
Durch eine **Pleurapunktion** wird das Blut aus dem Pleuraraum drainiert, und eine Reexpansion der Lunge ermöglicht. Wird innerhalb der erste Stunde >**1 Liter Blut drainiert** und die **Blutung persistiert,** ist von einem **massiven Hämatothorax** auszugehen und eine **sofortige Thorakotomie** zur Identifikation und Kontrolle der Blutungsquelle ist indiziert.
Wird initial <1 Liter Blut drainiert und die Blutung stoppt, ist eine **engmaschige Beobachtung** einschließlich **Röntgen-Thorax** zur Kontrolle der Lunge und des Pleuraergusses erforderlich. Ist der Patient stabil, wird auch ein CT zur Identifizierung weiterer Verletzungen und möglicher Blutungsquellen routinemäßig durchgeführt. Sollte nach mehreren Stunden immer noch Blut drainiert werden (indikativ für eine aktive Blutungsquelle), ist der Patient mit einer Thorakotomie chirurgisch zu versorgen.

Gut zu wissen

Besonders bei einem stumpfen Trauma liegt häufig auch eine **Lungenkontusion** vor, so dass eine Intubation der Patienten aufgrund der beeinträchtigten Sauerstoffversorgung durch die Kontusion, selbst nach kompletter Drainage des Pleuraergusses, notwendig ist.
Die Behandlung sollte gemäß dem **Standard-ABC des Traumaprotokolls** mit i.v.-Flüssigkeitsgabe und/oder Bluttransfusion etc. erfolgen.

Trauma

Fall 46

Anamnese

Eine 18-jährige Frau war als nicht angegurtete Beifahrerin in einen Autounfall verwickelt. Nach Zeugenaussagen war sie aus dem Fahrzeug geschleudert worden. In der Notfallaufnahme ist die Patientin ansprechbar, kann sich aber an den Unfall nicht erinnern. Sie klagt über starke Schmerzen im Arm und ein leichtes Taubheitsgefühl in der rechten Hand. Schmerzen in anderen Bereichen werden verneint. Anamnestisch zu erwähnen sind nur saisonale Allergien, z. Z. besteht keine Medikation.

Körperliche Untersuchung

T: 36,5 °C   RR: 122/74   AF: 16/min.   P: 90/min.

Die Patientin ist wach und orientiert. Sie ist in der Lage, Anordnungen zu befolgen, ist aber verängstigt und nervös. Sie hat multiple, leichte Hautverletzungen an Kopf, Hals und Armen. Die Skleren erscheinen unauffällig ohne Abblassung. Thorax und Abdomen sind unauffällig. Der rechte Arm ist offensichtlich durch eine Fraktur deformiert, ein sichtbares Knochenfragment in einer ausgezackten, tiefen Wunde im mittleren Bereich des Unterarms. Im Vergleich zur linken Hand ist die rechte Hand kalt und fleckig, die linke Hand erscheint regelrecht. Die Sensibilität der rechten Hand der Patientin ist nicht beeinträchtigt, aber es zeigt sich eine leichte Kraftminderung (hauptsächlich durch Schmerzen) im Vergleich zur linken Hand. Pulse am linken Handgelenk normal, aber am rechten Handgelenk kaum tastbar.

Labor/weitere Untersuchungen

Hb: 14 g/dl
Leukozyten: 8400/µl
Thrombozyten: 290 000/µl
Creatinin: 0,8 mg/dl
Harnstoff: 10 mg/dl
Röntgen-Unterarm: s. Abb. 46.1.

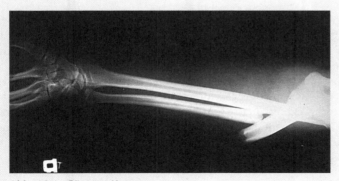

Abb. 46.1: Röntgen-Unterarm.

Diagnose — Offene Fraktur mit Nerv- und Gefäßkompromittierung

Die Röntgenaufnahme zeigt eine schwere Fraktur mit ausgeprägter Achsenknickung im Fraktursitus. Auffällig ist das Ende des Frakturfragments an der Hautoberfläche.

Pathophysiologie

Frakturen werden allgemein in zwei Kategorien gegliedert: offen oder geschlossen. Bei einer **geschlossenen Fraktur** ist die **Haut** über dem Fraktursitus **intakt**, das **Infektionsrisiko** ist **gering** und häufig sind eine **geschlossen Reposition** und ein **Gipsverband** ausreichend. Bei **offenen (oder komplizierten) Frakturen** sind **Haut/Weichteile** über dem Fraktursitus **verletzt**, das **Infektionsrisiko** ist **größer** und häufig ist eine **chirurgische Reposition, ggf. Osteosynthese** erforderlich.

Diagnose und Therapie

Alle Frakturen sind mit **Schmerzen** und **Mobilitätseinschränkung** assoziiert. **Hautverletzungen, Crepitus** oder offensichtliche **Deformierung** können auch vorhanden sein. *Pulse und neurologische Funktionen distal der Fraktur sollten immer kontrolliert werden.* Verminderte Pulse oder motorische und/oder Sensibilitätsdefizite sind Anzeichen einer neurovaskulären Kompromittierung und sind als **orthopädisch-chirurgischer Notfall** zu sehen.
Zur Standardversorgung offener Frakturen gehört **Ausspülen und Reinigen der Wunden** und das Abdecken der Wunden mit einem **feuchten, sterilen Verband**. Dislozierte Frakturen werden **reponiert** und durch Schienen **immobilisiert** (danach sollte der neurovaskuläre Status kontrolliert werden, da dieses Manöver eine neurovaskulären Kompromittierung sowohl beseitigen als auch verursachen kann). Bei offenen Frakturen sind eine **Tetanus**-Auffrischimpfung und eine Therapie mit einem **Breitband-Antibiotikum** indiziert (um *Staphylococcus* und *Streptococcus* abzudecken). Ein **orthopädisches Konsil** sollte umgehend organisiert werden.

Gut zu wissen

Klassische, mit Kompromittierung von Nerven und Gefäßen assoziierte Verletzungen der Extremitäten sind **suprakondyläre Humerusfrakturen** bei Kindern und **posteriore Knieluxation** (allgemein kommt es bei beiden zu Gefäßverletzungen).
Bei Quetschungen/Trümmerverletzungen an Unterarm oder Unterschenkel sollte auf die Entwicklung eines **Kompartment-Syndroms** geachtet werden: eine **schmerzhafte** (in Ruhestellung als auch bei passiver Bewegung), **blasse Extremität** – ohne Intervention nach kurzer Zeit **ohne Puls** und es kommt zur **Lähmung**. Ursächlich ist eine Druckerhöhung (> 30 mmHg) im Muskelkompartiment. Durch eine **Faszienspaltung** kann der Druck gemindert und eine Lähmung und Nekrose des Muskels verhindert werden.

Trauma

Anamnese

Ein 16-jähriger Junge wurde während eines Fußballspiels in der Schule verletzt. Der Patient stieß frontal mit dem Kopf mit einem anderen Spieler zusammen und verlor danach für ca. 90 Sekunden das Bewusstsein. Nachdem er wieder zu sich kam, war er für mehrere Minuten desorientiert und wurde daher in die Notfallaufnahme gebracht. Der Patient ist ärgerlich, weil er gezwungen wurde, aus dem Spiel auszuscheiden, und kann sich an das Spiel, bei dem er verletzt wurde, nicht mehr erinnern. Er hat keine Symptome außer Kopfschmerzen und glaubt, keine medizinische Hilfe zu benötigen. Die Anamnese ist unauffällig, eine Medikation besteht nicht.

Körperliche Untersuchung

T: 36,5 °C   RR: 118/76   AF: 14/min.   P: 70/min.
Der Patient ist ansprechbar und orientiert. Er hat keine neurologischen Ausfälle. Bei der Untersuchung von Kopf und Hals findet sich keine signifikante Weichteilschwellung oder Ekchymose. Nackensteifigkeit, Schmerzen oder Einschränkung der Mobilität im Halsbereich liegen nicht vor. Routine-Labor und Schädel-CT sind unauffällig. Der Patient wird nach Hause entlassen.
Einen Monat später ruft die Mutter des Patienten an. Sie berichtet, dass sich das Verhalten ihres Sohnes seit der Verletzung verändert habe: er habe gelegentliche Episoden von Konfusion, seine schulischen Leistungen sind abgefallen. Des Weiteren behauptet die Mutter, dass sich die Persönlichkeit des Patienten verändert habe: Er habe sich von einem extrovertierten in einen mehr introvertierten Menschen verwandelt. Er klage ihr gegenüber relativ häufig über Kopfschmerzen, unter denen er vor der Verletzung nie gelitten habe.

Weitere Untersuchungen

Kontroll-CT: unauffällig.

Diagnose: Commotio cerebri (Gehirnerschütterung) mit postkommotionellem Syndrom

Pathophysiologie

Eine Gehirnerschütterung ist eine leichte Kopfverletzung, bei der es **für kurze Zeit** zu einer Bewusstseinsveränderung kommt, gefolgt von einer über **mehrere Minuten andauernden Kurzzeitamnesie.** Häufig sind die Verletzten in den ersten Minuten nach der Verletzung auch **konfus** und **desorientiert.** Diese Zeichen/Symptome treten auf, ohne dass eine strukturelle Hirnverletzung nachweisbar ist, und es wird angenommen, dass es sich um die Folge einer Verletzung auf zellulärer/mikroskopischer Ebene handelt. Dieses Verletzungsmuster ist auch als **diffuse axonale Schädigung** bekannt.

Die Mehrzahl der Patienten, die eine Gehirnerschütterung oder ein leichtes Schädeltrauma erlitten haben, erholt sich komplett **innerhalb von drei Monaten.** Während der Erholungsphase können jedoch **Gedächtnisprobleme, Verhaltensänderungen, Schwindel, verminderte Leistung** und **Kopfschmerzen** auftreten. Diese Zeichen/Symptome sind kollektiv als **postkommotionelles Syndrom** bekannt und sind selten permanent. Genau genommen ist eine diffuse neuronale Verletzung **die häufigste Form** eines zu dauerhaften neurologischen Ausfällen führenden Schädeltraumas.

Diagnose und Therapie

Gehirnerschütterung ist eine klinische Diagnose, die einen **negativen CT-Befund** des Hirns impliziert. Leidet ein Patient an den klassischen Zeichen/Symptomen einer Gehirnerschütterung, aber **erholt sich völlig** innerhalb weniger Minuten und hat **keine neurologischen Ausfälle,** so ist die Durchführung eines CT theoretisch nicht erforderlich (es ist aus medizinisch-juristischen Gründen jedoch in vielen Notaufnahmen häufig Teil der Standardversorgung). **Persistieren die Symptome** oder **neurologischen Ausfälle,** sollte ein **natives CT** veranlasst werden. Spätblutungen und Hirnödeme sind selten, aber Patienten, die nach Hause entlassen werden, sollte geraten werden, sich bei später auftretenden neurologischen Symptomen zur Kontrolle erneut vorzustellen.

Mit einem **MRT** können diffuse neuronale Schäden entdeckt werden, was für die Prognose hilfreich sein kann. Jedoch ändert ein positiver MRT-Befund fast nie das therapeutische Prozedere (nur unterstützende Maßnahmen), solange der CT-Befund negativ ist. Daher ist ein MRT sehr selten indiziert.

Gut zu wissen

Sportler, die während eines Wettkampfs eine Gehirnerschütterung erlitten haben, sollten **sofort aus dem Wettkampf genommen** werden und für mindestens 24 Stunden – besser noch eine Woche – nicht an Wettkämpfen teilnehmen.

Trauma

Fall 48

Anamnese

Eine 27-jährige Frau wird in die Notaufnahme gebracht. Sie war nicht angegurtete Insassin eines Fahrzeugs, das in einen Frontalzusammenstoß verwickelt war. Sie klagt über Kurzatmigkeit und starke, rechtsseitige Thoraxschmerzen. Die Anamnese der Patientin ist unauffällig, eine Medikation besteht nicht.

Körperliche Untersuchung

T: 36,5 °C   RR: 118/76   AF: 14/min.   P: 70/min.

Patientin mit ausgeprägter Tachypnoe, sie atmet nur flach. Bei der Untersuchung des Thorax weigert sie sich aufgrund der Schmerzen, tief einzuatmen. Tachykardie bei ansonsten unauffälligem kardialem Befund. Im Bereich der rechten Thoraxwand sichtbare, tastbar fortlaufende und komplexe Rippenfrakturen anterolateral. Bei Inspiration bewegt sich der betroffene Teil des Brustkorbs nach innen, während der Rest des Brustkorbs expandiert. Bei Exspiration bewegt sich der betroffene Teil des Brustkorbs nach außen, während sich der Rest des Brustkorbs zurückzieht. Verminderte Atemgeräusche, dumpfer Klopfschall, erhöhter Stimmfremitus und hörbare Rasselgeräusche über dem Lungenfeld im betroffenen Bereich des Brustkorbs bei Auskultation. Die übrigen Lungenfelder auskultatorisch rein.

Labor/weitere Untersuchungen

Hb: 14 g/dl
Leukozyten: 8400/µl
Thrombozyten: 290 000/µl
Creatinin: 0,8 mg/dl
Harnstoff: 10 mg/dl
PaO_2: 65 mmHg
$PaCO_2$: 42 mmHg

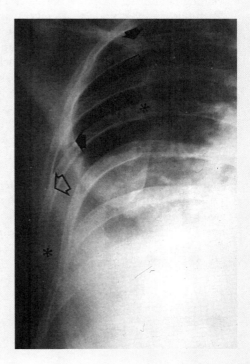

Abb. 48.1: Röntgen-Thorax der Patientin.
Aus: Harris Jr., J.H./Harris, W.H.: The Radiology of Emergency Medicine, 2nd ed. Baltimore, Williams & Wilkins, 1981, p. 321; mit Genehmigung.

Diagnose: Rippenserienfraktur mit Lungenkontusion

Die Röntgenaufnahme zeigt multiple Rippenfrakturen und eine zugrunde liegende Lungenquetschung.

Pathophysiologie

Eine Rippenserienfraktur, bei der einzelne Rippen mehrfach gebrochen sind, verursacht ein instabiles Thoraxfragment. Daher bewegt sich der betroffene Anteil des Brustkorbs aufgrund des sich ändernden intrathorakalen Drucks entgegengesetzt zum Rest des Brustkorbs: Bei Inspiration beispielsweise bewegt sich der Brustkorb nach außen und erzeugt einen negativen intrathorakalen Druck, um Luft in die Lungen zu ziehen. Bei Patienten mit instabilem Thoraxsegment wird der betroffene Teil durch den negativen thorakalen Druck ebenfalls nach innen gezogen, anstatt sich mit dem Rest des Brustkorbs nach außen zu bewegen.

Eine große Wucht ist erforderlich, um eine solche Verletzung zu verursachen. Daher ist im Allgemeinen auch von einer Lungenkontusion auszugehen. Die Kombination dieser beiden Verletzungen kann zu **Hypoventilation** und **Hypoxie** führen.

Diagnose und Therapie

Bei den betroffenen Patienten liegt anamnestisch ein schweres Thoraxtrauma mit **offensichtlichen Rippenfrakturen** vor, und es ist eine **paradoxe Atmung** (d.h. **Einziehung bei Inspiration und Expansion bei Exspiration**) zu beobachten. Häufig tritt **Hypoxie** auf. Da aufgrund der Schmerzen und Lungenkontusion die meisten Patienten nicht in der Lage sind, tief einzuatmen, kommt es zu einer Beeinträchtigung des Gasaustauschs.

Bei einer Lungenkontusion sind der radiologische Befund und der körperliche Untersuchungsbefund ähnlich wie bei einer Pneumonie (ohne Fieber und Husten). Klassische Befunde sind **verminderte Atemgeräusche, erhöhter Stimmfremitus, dumpfer Klopfschall** und **Rasselgeräusche bei Auskultation**. Lungenkontusionen treten wenige Stunden nach einem Thoraxtrauma auf und sind dann wieder rückläufig.

Als erstes ist unbedingt **auf die Entwicklung einer Hypoxie zu achten und ggf. eine entsprechende Therapie einzuleiten**. Bewirkt eine zusätzliche Sauerstoffzufuhr keine Änderung, kann eine **endotracheale Intubation** mit Beatmung mit **positivem endexspiratorischem Druck** (**PEEP**) erforderlich sein. Da assoziierte Verletzungen häufig sind, sollten weitere Verletzungen durch ein **CT** des Thorax und Abdomens ausgeschlossen werden.

Gut zu wissen

Eine Lungenkontusion kann auch ohne Rippenfrakturen auftreten und ist bei einem vorliegenden Thoraxtrauma eine mögliche Ursache für unzureichende Sauerstoffversorgung. Folgen Sie dem ABC und **intubieren Sie falls nötig**.

Trauma

Fall 49

Anamnese

Ein 28-jähriger Mann wurde bei einem Familienstreit durch einen Bauchschuss verletzt. Ein Freund hat ihn in die Notfallaufnahme gebracht. Der Patient glaubt, dass er von zwei Schüssen im Abdomen getroffen wurde, ist sich aber über die Gesamtzahl der Schüsse, die abgegeben wurden, nicht sicher. Er klagt über abdominelle Schmerzen und Benommenheit. Gesundheitliche Probleme werden verneint, eine Medikation besteht nicht.

Körperliche Untersuchung

T: 38,9 °C   RR: 104/54   AF: 24/min.   P: 126/min.
Blasser und schwitzender Patient. Kopf, Hals und Thorax unauffällig. Im Abdomen finden sich zwei Einschüsse, einer im oberen Quadranten links und einer im unteren Quadranten rechts. Ausschusswunden können nicht identifiziert werden. Bauchdecke gespannt mit diffusem Druckschmerz und Loslassschmerz. Bei der rektalen Untersuchung findet sich brauner Stuhl mit makroskopischer Blutbeimengung. Extremitäten regelrecht.

Labor

Hb: 9 g/dl
Leukozyten: 15 400/µl
Thrombozyten: 290 000/µl
Creatinin: 1,3 mg/dl
Harnstoff: 27 mg/dl

Diagnose: Traumatische Schussverletzungen mit Peritonitis

Pathophysiologie

Potenziell können Bauchschüsse zu Verletzungen aller **Bauchorgane** oder **knöcherner Strukturen** führen. Selbst wenn das Projektil nicht den Peritonealraum penetriert, kann der durch das Projektil verursachte Druck eine „**Explosionsschädigung**" der intraperitonealen Strukturen zur Folge haben.

Diagnose und Therapie

Im Allgemeinen wird die Diagnose anhand der Anamnese oder durch vorliegende Einschuss- oder Ausschusswunden gestellt. **Verbrennungen durch Pulverexplosion** sind ein Hinweis dafür, dass der Schuss aus geringer Entfernung abgegeben wurde. Zur Identifizierung der Verletzung und zu deren Ausmaß wird eine **explorative Laparotomie** durchgeführt, die auch eine sofortige chirurgische Therapie ermöglicht. Ist der Patient stabil, sollte vor der chirurgischen Exploration ein **CT** durchgeführt werden, um die Verletzungen zu identifizieren und mögliche Projektilfragmente zu lokalisieren. Um das Infektionsrisiko zu mindern, sollte eine antibiotische Therapie mit einem **Breitbandantibiotikum** eingeleitet werden.

Bei diesem Patienten sind eine **sofortige Laparotomie**, i.v.-Flüssigkeitszufuhr (und wahrscheinlich eine Bluttransfusion) und die Gabe eines Breitbandantibiotikums indiziert. Er hat schon eine Peritonitis entwickelt, sehr wahrscheinlich aufgrund einer Darmverletzung, die eine Bakteriämie und Fieber verursacht hat. Der niedrige Blutdruck und die Benommenheit deuten daraufhin, dass der Zustand des Patienten *nicht* stabil ist.

Gut zu wissen

Bei *oberflächlichen* Wunden in Folge anderer Formen eines penetrierenden Traumas kann eine **lokale Exploration** durchgeführt werden. *Bei tieferen oder unklaren Wunden* können ein CT oder eine **diagnostische peritoneale Lavage** – bei stabilen Patienten – für die Indikationsstellung zur explorativen Laparotomie hilfreich sein. **Bei positivem Befund** wird eine **Operation** durchgeführt. **Bei negativen Befunden** sind **engmaschige Beobachtung** und **serienmäßige körperliche Untersuchungen** häufig die Therapie der Wahl. **Instabile Patienten** werden sofort zur Exploration in den Operationssaal verlegt. Entwickeln sich Probleme bei observierten Patienten, ist auch hier eine Exploration zu empfehlen.

Trauma

Fall 50

Anamnese

Ein 20-jähriger Mann kollidierte mit seinem Fahrzeug bei hoher Geschwindigkeit mit einem Telefonleitungsmast. Er ist bewusstlos und intubiert. Kurz nach der Ankunft des Patienten trifft seine Schwester ein. Laut ihren Angaben finden sich in der Vorgeschichte des Patienten keine Auffälligkeiten und es besteht keine regelmäßige Medikation, er hat jedoch ein „Drogen- und Alkoholproblem". Sie vermutet, dass er zum Zeitpunkt des Unfalls unter Einfluss von Rauschmitteln stand.

Körperliche Untersuchung

T: 36,8 °C   RR: 154/94   AF: 12/min. (Ventilationseinstellung)   P: 86/min.
Der Patient hat eine stark ausgeprägte Weichteilschwellung und Ekchymosen im mittleren Anteil der rechten Gesichtshälfte und um beide Augen sowie eine Weichteilschwellung an der Stirn und der rechten Seite des Kopfes. An der rechten Seite finden sich auch Ekchymosen über dem Mastoidbereich. Bei der otoskopischen Untersuchung wird auf der gleichen Seite Blut hinter dem Trommelfell bemerkt. Des Weiteren hat der Patient eine „laufende" Nase. Bei der fundoskopischen Untersuchung finden sich Papillenödeme beidseits.
Der Patient regiert auf Schmerzreize, kann jedoch nicht zu Bewusstsein gebracht werden. Untere Extremitäten beidseits mit erhöhten Reflexen bei positivem Babinski-Zeichen.

Labor/weitere Untersuchungen

Hb: 16 g/dl
Leukozyten: 8400/µl
Thrombozyten: 220 000/µl
Creatinin: 1 mg/dl
Na: 134 mmol/l
Harnstoff: 10 mg/dl
CT: s. Abb. 50.1.

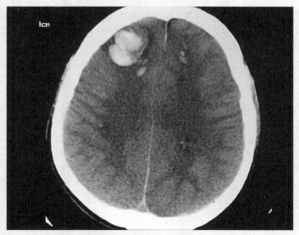

Abb. 50.1: CT des Patienten.

Diagnose: Schweres Schädeltrauma mit Schädelbasisfraktur

Das CT zeigt einen Bereich von Parenchymkontusion und Blutung.

Pathophysiologie

Bei einer Schädelbasisfraktur sind die knöchernen Strukturen im **Basisbereich** des Schädels (Schläfenbein, Keilbein oder Siebbein), im Gegensatz zu Frakturen im Bereich der **Schädeldecke** (Scheitelbein, Stirnbein und obere Anteile des Hinterhauptbeins), betroffen. Allgemein sind sie Folge eines schweren Schädeltraumas, wobei allgemein Verletzungen des Hirnparenchyms und/oder Frakturen vorhanden sind.

Diagnose und Therapie

Folgende klinische Zeichen sind klassische Zeichen für eine Schädelbasisfraktur: **Ekchymosen über dem Mastoidbereich retroaurikulär (Battle-Zeichen)**, **periorbitale Ekchymosen (Brillenhämatom)**, **Hämatotympanon** (Blut hinter dem Trommelfell) und **Liquoraustritt aus Ohr (Otorrhö)** oder Nase **(Rhinorrhö)**, die Ursache für die „laufende" Nase des Patienten.
Ein **kraniales CT** bestätigt die Diagnose und mögliche weitere, assoziierte Verletzungen können diagnostiziert werden. Bei komplexen Frakturen oder persistierendem Liquoraustritt kann ein chirurgischer Eingriff notwendig sein. Bei Patienten mit Liquoraustritt besteht ein **erhöhtes Risiko für eine intrakraniale Infektion**, so dass die Gabe eines Breitband-Antibiotikums indiziert ist. Häufig finden sich auch assoziierte HWS-Verletzungen.
Da bei diesen Patienten häufig Hirnödeme und intrakraniale Blutung auftreten, die zu Einklemmung und zum Tode führen können, sind engmaschige Kontrollen hinsichtlich einer **Erhöhung des intrakranialen Druckes** notwendig. Bei erhöhtem intrakranialen Druck (bei diesem Patienten die Ursache für das **Papillenödem**) ist als erster Schritt die **Intubation mit Hyperventilation** erforderlich. Um eine Rückbildung des Hirnödems und eine Senkung des intrakraniellen Druckes herbeizuführen, kann auch Mannitol verabreicht werden. Bei diesem klinischen Bild sollte keine Blutdruck senkende Therapie eingesetzt werden, da der Körper durch Hypertonie versucht, eine ausreichende Durchblutung des Hirns zu ermöglichen. Sollten konservative Maßnahmen nicht zur Senkung des Hirndrucks führen, kann eine **dekomprimierende Kraniotomie** erforderlich sein.

Gut zu wissen

Bei Patienten mit einem Schädeltrauma oder Zeichen von intrakranieller Druckerhöhung sollte, bis ein CT des Schädel einen negativen Befund ergibt, *keine* **Lumbalpunktion** durchgeführt werden, da dieses zu einer **Herniation** und zum Tode führen kann. Bei einem Trauma besteht kein Grund, eine Lumbalpunktion durchzuführen (sehr wahrscheinlich finden sich in Folge einer subarachnoidalen Blutung zahlreiche rote Blutzellen).

Inhaltsverzeichnis

Fall 1	Divertikulitis
Fall 2	Alkoholentzug
Fall 3	Akute Cholezystitis
Fall 4	Phäochromozytom
Fall 5	Conn-Syndrom
Fall 6	Ösophaguskarzinom
Fall 7	Dünndarmileus
Fall 8	Pankreatitis
Fall 9	Postoperative Atelektase
Fall 10	Hyponatriämie
Fall 11	Colitis ulcerosa mit toxischem Megakolon
Fall 12	Akute Nebenniereninsuffizienz
Fall 13	Therapierefraktäre gastroösophageale Refluxkrankheit mit Barrett-Ösophagus
Fall 14	Inselzelladenom
Fall 15	Leberadenom
Fall 16	Sigmavolvulus
Fall 17	Maligne Hyperthermie
Fall 18	Antibiotika-induzierte pseudomembranöse Colitis
Fall 19	Akutes Abdomen
Fall 20	Schilddrüsenkarzinom
Fall 21	Morbus Crohn
Fall 22	Achalasie
Fall 23	Kolorektales Karzinom
Fall 24	Perforiertes Ulcus pepticum
Fall 25	Hepatozelluläres Karzinom (HCC)
Fall 26	Paget-Karzinom (sog. Krebsekzem der Brust) und Mammakarzinom
Fall 27	Karzinoid-Syndrom
Fall 28	Metastasiertes Magenkarzinom
Fall 29	Fibroadenom
Fall 30	Fibrozystische Veränderungen der Brust
Fall 31	Cholangitis
Fall 32	Obere Gastrointestinalblutung (GI-Blutung)
Fall 33	Inkarzerierte Narbenhernie
Fall 34	Pankreaskarzinom
Fall 35	Familiäre adenomatöse Polyposis (coli)
Fall 36	Herztamponade
Fall 37	Spannungspneumothorax
Fall 38	Epidurales Hämatom
Fall 39	Atemwegsobstruktion
Fall 40	Schwere Milzruptur
Fall 41	Beckenfraktur mit assoziierter Verletzung der Urethra
Fall 42	Traumatische Aortenverletzung (Aortenruptur)

Fall 43	Subdurales Hämatom		**Fall 48**	Rippenserienfraktur mit Lungenkontusion
Fall 44	Traumatische Zwerchfellruptur		**Fall 49**	Traumatische Schussverletzungen mit Peritonitis
Fall 45	Hämatothorax		**Fall 50**	Schweres Schädeltrauma mit Schädelbasisfraktur
Fall 46	Offene Fraktur mit Nerv- und Gefäßkompromittierung			
Fall 47	Commotio cerebri (Gehirnerschütterung) mit postkommotionellem Syndrom			